手术两百年

《手术两百年》主创团队 著

科学技术文献出版社
SCIENTIFIC AND TECHNICAL DOCUMENTATION PRESS

· 北 京 ·

图书在版编目（CIP）数据

手术两百年 /《手术两百年》主创团队著. — 北京：科学技术文献出版社，2020.6

ISBN 978-7-5189-6352-2

Ⅰ. ①手… Ⅱ. ①手… Ⅲ. ①外科手术—医学史—世界 Ⅳ. ①R61-091

中国版本图书馆CIP数据核字(2019)第281846号

手术两百年

责任编辑：王黛君　张凤娇　　　策划编辑：康爱爽　　　特约编辑：孙恩枫

出　版　者	科学技术文献出版社
地　　　址	北京市复兴路15号　邮编 100038
编　务　部	（010）58882938，58882087（传真）
发　行　部	（010）58882868，58882870（传真）
邮　购　部	（010）58882873
官 方 网 址	www.stdp.com.cn
发　行　者	科学技术文献出版社发行　全国各地新华书店经销
印　刷　者	雅迪云印（天津）科技有限公司
版　　　次	2020年6月第1版　2020年6月第1次印刷
开　　　本	880×1230　1/32
字　　　数	253千
印　　　张	11.5
书　　　号	ISBN 978-7-5189-6352-2
定　　　价	72.00元

序一

大型科学人文纪录片《手术两百年》于2019年热播，千百万人为之震撼、惊叹！作为医生，或者外科医生，为之振奋、激越！

几次看过，难以平静，我甚至都是正襟危坐，目不暇顾——有对生命与人体的无限敬畏，有对医学与发展的深长思度，有对先哲与大师的顶礼膜拜……

外科手术两百年，可不止于两百年；外科手术两百年，可不止于外科。

医圣希波克拉底早已有言：药治不好的，要用铁；铁治不好的，要用火。这铁，便是外科；这火，便是能量。现如今，我们都用上了。

20世纪80年代，我在国外的图书馆里看过一本《外科的历史》，那书的封面竟然是"关公刮骨疗毒"。正在专心对弈的关公，庄严神圣。枣红的脸堂，美髯如仙。舒展开右臂，任郎中处置。同样的图画，我在2016年伦敦大英博物馆外的书店里又一次看到，那是英文版《孙子兵法》的封面，书里讲的却是外科学，题签乃是：高屋建瓴的外科哲学，现代观念的实践策略。

因此，当我们在回顾外科发展史时，我们思忖的不仅是医学的发展与医生的塑造；还有中国和世界的历史、文化与哲学；当然，还有我们的今天与明天。

诚如《手术两百年》给我们呈现的，外科发展的基石是解剖（身体结构）、麻醉（止痛）、消毒（抗感染）和止血（或输血）。从盖伦、维萨里、哈维讲起，解剖伊始甚至有悖伦理，包括像最初输血的念头一样荒唐可笑，传说中的麻醉也曾是一场闹剧。而揭示产褥感染的塞麦尔维斯却遭到当时世人的嘲笑和反对。20世纪60年代，作为医学生的我看过记述他的电影《革命医生》，那时还未曾想做妇产科医生。只是在前几年，我到美丽的布达佩斯时，则必须去瞻仰这位伟大先驱的雕像。

可以看出，医学，包括外科学的每一次发展、每一步前进，都是坎坷艰辛的，不仅是医生的劳苦，甚至包括患者的鲜血和生命。医学的初始和洪荒时代是这样，传统与发展时代是这样，现在与未来时代也是这样。

1949 年的诺贝尔医学或生理学奖获得者莫里茨（Egas Moniz,1874—1955）提出施行前额叶脑白质切除术治疗狂躁性精神病。1942—1952 年，美国有几万名患者在接受这一手术后出现了严重并发症，只好叫停。

医学是有悲剧的，盖出于医学认识的局限性和医学实践的风险性。正像我们经常要面对一种新型的病毒，从 2003 年的 SARS(重症急性呼吸综合征，又名非典)到 2019 年的 COVID-19(新型冠状病毒肺炎)。我们甚至不能不说，疾病不可能被人类全部征服，它们总是伺机反扑，或者提升水平，把人类推入陷阱。医学真相，或者真理，不过是我们关于什么是真的共识。我们关于什么是真的共识不过是一种社会和历史状态，而并非科学和客观的准确性。

作为医生，我们当然要寻求疾病诊断与治疗的方法，延年益寿。但更应关注的是终极关怀（不是临终关怀），即生老病死、苦痛悦欲，应有哲学的理解、科学的诠释、人性的尊重。治疗并不总意味着完全治愈某种疾病，常常是关爱、体恤与慰藉。医生、患者，甚至公众、社会大概都应该如此理解和对待。

进入新世纪，医学和外科学有了很大的变化：

——越来越多的手术途径和方式方法，除了各种开放手术（开胸、开腹、开颅）之外，内镜技术几乎成为各学科的基本手术；

——越来越大的手术范围，根治、超根治、廓清术；

——越来越高级的器械和材料；

——越来越复杂的能量应用，光、电、波、水、高能超声聚焦；

——越来越简单的人，人使用机器，人按机器的指示思考和行动。

先进的科学技术与现代医学相结合，电子信息、数字智能、光导工艺及能量传导相结合，是发展，是好事，却也未必都是正途，全是好事。也许，它模糊了疾病的图景，迷失了诊疗的路线，特别是摒弃了医学的本源。会出现，或者已经出现了"新的技术官僚主义""技术异化"或"畸化"。那些现代技术的发展，可能是未来的科学，但不一定是未来的医学和外科学。机器人操纵一切，谁来操纵机器人？更可怕的是人如若像机器一样思想！

于是，本序言最后要提示的问题，就是公众或医界如何看待外科和外科医生。

看过《手术两百年》后，我写道：作为手艺、艺术和科学的外科学，讲究的是灵活的手，依靠的是会思考的脑。外科是神圣的，外科医生有特权进入体，只有敬畏与爱护！不可有任何器械和技术的炫耀。

必须遵循孔夫子的训道：君子不器。

君子不是器，君子有良知、道德、修养、理想，要善于用器而不为器。器不是君子，器只限定于工具、技术和专业，它缺乏良知和判断。君子用器而非器也，更不能做器械和技术的奴隶！诚如法国著名医生达杰所说："外科医生的职责并不是创造吉尼斯纪录，而是让我们的患者相信我们，并为患者提供最适宜的治疗手段。"

所以，外科医生除了专业知识、技术的学习和实践经验的积累之外，还应该有良好、健全的自我修养，包括哲学理念、人文思想和美学观念等。

我写过一本《外科解剖刀就是剑》的书，如是说，外科医生就要把自己的生命精华都调动起来，倾力锻造，像干将、莫邪那样，把自己炼铸进这把剑里去。

纵然"十年磨一剑，百岁难成仙"。

我们矢志不移，满怀壮心去迎接外科的未来世纪！

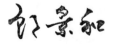

2020 年 3 月

序二

2016 年 12 月，接到《手术两百年》剧组的邀请，参加剧本的论证，这是我跟这部纪录片的首次接触。知道要拍一部有关手术的医学纪录片，我很兴奋。我觉得应该有这样一部片子，记述几百年来医学手术理念与技术的进步和成果。这有助于励志，也能满足科普的需要。但是我也确确实实为剧组捏把汗，担心这部影片被拍成一部手术集锦。2017 年和 2018 年，我接受两次拍摄和专访，并一直关注着纪录片摄制和编辑的进展。2019 年播出时，喜出望外并为之感动，《手术两百年》是一部非常优质的医学纪录片，它传递了人性不屈抗争之韧、医学不断进步之智和人类天性中善良互助之美。

在我们生存的地球上，先后出现过千百万个有生命的物种，而其中延续时间最长的，是人类。与其他的动物相比，人类的爪牙并不锋利、体格并不魁伟、身手并不敏捷，也不能生活在空中或水底，但却能长寿！这是由于人类具有一系列得天独厚的本领，譬如能够发展农业与畜牧业、开发矿产，能够学习知识、研发技术、制造机器、积累并发展与伤病作斗争的经验和能力。人类为了进一步了解自己，开展了解剖学、生理学、生物化学、组织胚胎学、病理学、微生物学研究，发明创造了麻醉镇痛、消毒灭菌、输血补液，以及各种影像学、内窥镜检查的技术与设备。现在的外科手术能够做到微创、无痛、安全、少出血、不伤及重要组织，日趋精细、彻底、有效。3D打印技术与医学科学的结合，使我们能够获得精确的病变模型，更将使患者获得各种人工组织（如角膜）、人工脏器（如肾脏、膀胱、骨骼、关节乃至肝脏、心血管结构）。

　　近两百年来，医学的分科日趋细化，而不同分科间的合作也日趋紧密。由于对各种疾病建立了更精确、有效的诊治方法，不同学科间也得以更快速高效地结合起来。理工科技术人员和专家们越来越多地走进医院，影像学诊断设备也搬进了手术室和病房。内科医师越来越多地成为高精度治疗的手术者，工程师更多地进入医院各个科室并参加多学科讨论会。过去，一位病情复杂的患者，耗时数周甚至数月，辗转在不同的专科门诊或医院之间，最后面对数十甚至上百项检查报告，仍不能取得统一、有针对性的治疗意见。现在，是多个学科医师坐在一起为一个患者进行诊断和设计治疗方案。在手术治疗的理念上，从根治、超根治的"手术越大、治疗效果越好"的理念，转变到"手术越精细、创伤越小、治疗更安全有效"。

在观看《手术两百年》的过程中，多次感受到手术团队的追求和进步，可以浓缩为"学技、求艺、问道"三个层次。要做好手术，必须具备优良的手术技巧，但只靠一种技术去治疗病情不完全相同的患者显然是不可能的。多项技术的融会贯通，并精于选择、组合，才是"艺"。那么"道"是什么呢？简而言之，道是道理的道、道路的道。看看《手术两百年》，设想我们正在一座上、中、下三层跨海大桥的一端，遥望桥的彼岸，能不心潮澎湃、深受鼓舞吗？

盛廷戎

2020 年 3 月 27 日

理性克制，但也隐藏着温柔

《手术两百年》总导演
陈子隽

片子制作后期，我在机房里熬的时候，每天望着窗外树杈上的鸟巢，想象过很多次（就像当年高考一般），如果片子播出了（如果考完试），我在做什么？应该在给自己放大假吧？热浪海滩倒也不用，至少可以横躺在家里拍拍肚皮或者泡泡茶。三年了，这应该是我做得最长的一个项目。没想到，呃，我还在盘查着一个个细节。

我先仔细看了各位分集导演写的手记，我担心有什么知识点、信息点的错误。没错，做医学科学类节目，任何时刻，我们写稿子、修改解说词，第一件事就是别搞错，这也是这个项目的第一个难题。

《手术两百年》，听起来像是一部大片，做起来却是一个大坑。在拍摄前的调研阶段，我们拜访医学专家、观摩手术、开研讨会，经常被人问到的问题是：你们有医学背景吗？那担心疑虑的目光啊……200年的医学历史，这么纷繁复杂的主干、支线，要怎么破题、怎么选取、怎么讲得明白？

常言道无知无畏、年轻气盛（是的！），那就做呗。希波克拉底、盖伦、维萨里、威廉·哈维、帕雷、莫顿、塞麦尔维斯……这些名字，现在熟得像是我家隔壁老王，我能准确地分辨出这些大胡子、小胡子、没胡子的牛人。现在想来，当我在哈尔滨第一次见到《心外传奇》的作者李清晨，听见从他嘴里蹦出这些名字时，我真的是两眼发蒙，如听天书。不过，也许这就是缘分，在最初的最初，我们很幸运地找到了彼此。李清晨是《手术两百年》的第一稿文学底稿的作者。很快，我们梳理出了八集分集，分别是：第一集《理性之光》（解剖学）、第二集《手术基石》（止血、麻醉、消毒）、第三集《长驱直入》（腹腔）、第四集《攻入颅腔》（大脑）、第五集《打开心脏》、第六集《生死"器"约》（移植）、第七集《众病之王》（癌症）和第八集《手术未来》。这样的破题方式，在纵向上先建立了一个完整的《手术两百年》的逻辑。有了解剖学，才有了现代医学的基础；解决了止血、麻醉、消毒问题，我们才能打开腹部，攻入人体的第一个禁区，然后是大脑、心脏，再是充满异想天开的移植挑战。但手术刀不是万能的，接下来，我们用癌症来探讨手术的边界——

每个人都要面对的生死。最后是总结、致敬、展望。

　　破题之后，我舒心没多久，难题又来了。李清晨的稿子，是抽象文字，可以想到哪里写到哪里。而我们做电视传播，得拍到哪里，才能写到哪里。他出的稿子，对我们而言更像是一份医学科普稿，还是得重新做结构、写剧本，重新建立片子的逻辑和气质。撰稿人陈瑶，是一个冷静果敢的选手，我们聊起选题来，一拍即合，我们都不太喜欢黏黏糊糊的东西。当然，不是说纪录片不可以表现、表达人情，只是因为经费和周期有限，大多数人文、人物纪录片，其实更像是一个包装过的伪纪录片。我们很难在短时间内真的去观察和记录人，更多的时候，是快速地"掠夺"、消费。我们希望片子呈现的气质是理性、克制的。以医学的历史发展作为主线，在历史脉络中，找寻三四个硬核、关键点，以现实故事作为反观，用"历史＋现实"的回环结构，构建片子的叙述逻辑，这是我们想要的剧构方式。按照这个思路，很快，一集样稿出来了。我向上级汇报阐述完，似乎心里有了底。也正是靠着这个比较清晰的框架结构，我们和医院、专家，乃至各方合作者，都开始有了良好的互动，因为此时对方开始知道，我大概想要什么了。

　　接下来，是一边继续充实剧本，一边开始漫长的前期外联、外拍。前阵子，我们带了一些片段去一个深圳的科学论坛，有人提问："请问你们是请了国外制片团队和国外拍摄团队吗？我们看到的影像很 BBC。"我姑且认为这是一种褒奖吧。实际的拍摄过程，只有当过导演的人才能明白吧。在正片中，各位将看到来自全球十二国的影像呈现，不只是风景空镜，更有许多扎扎实实的人物故事，包括亲历者、受益者、见证者、书写者，还有许多珍贵的第一次被中国团队拍摄到的博物馆、档案馆等。我们尽可能地找寻相关专家，以主持式样的生动讲解让历史内容鲜活起来。历史难拍，科学难做，影像呈现更难。全本纪实拍摄，对这样一个我们自己定义为"中国第一部全景展现人类与疾病抗争的科学纪录片"难上加难。加入"舞台表演式情景"、三维动画、科学实验，是我们除了剧构外，在影像表达上的创新。在这里我忍不住要介绍一下我们的主创团队：柯敏、沈华、石岚、刘稳、褚金萍、陈东、王澍、谭晓华、衡炜，还有能干的曾思捷、潘玥等，大家辛苦了。

素材在一点点地采入，框架在一点点地建立。采样结束，后期开始，我们又陷入了新的旋涡。其实，因为我们的剧本准确，所以拍摄周期相对来讲是可控的。由剧情点反推出现实拍摄点，所有的故事、场景，基本都是带着结构指向在拍摄。但是真到了后期，还是得再来一遍。故事的精彩度、前后故事的画面气质能不能搭调，考虑到这些，我们把房子拆了盖、盖了拆，一遍一遍地拉结构表，数心里观看的节奏点。我们希望这部片子不是传统历史纪录片的调性，而是更加明快、现代，甚至是时尚的。后期导演庞其钧、陈东、王文君，还有孙刚带领的动画视效小分队，就这样在一遍遍推翻重来中，从美好的中壮年熬成半残……犹记得 2018 年年初，我第一次看粗编样片时的心情，就好像在看自己的孩子，不只是有了胎音，还有了最初的模样。那个"孩子"发展的方向是对的，但是我们还需要再打磨、修饰，让它漂亮。

音乐和调色，是成片之后我最喜欢也最看重的部分。它们都是显性因素，做好了加分，做不好大大地减分。与作曲人陈颖，我们是第一次合作。在考虑给片子写主题音乐时，我说，我要前进中带着曲折，回望中带着希望，快乐中带着忧伤、遗憾。这是我们片子的气质，也是人类探索真理、推动医学前进的总调性。我相信当时的他心里翻了有·百个白眼吧——什么都想要！但是我觉得他做到了。主题音乐的录制，我们请了中国爱乐乐团。在现场，我拿着《手术两百年》的五线谱，听着棚那边传来的管弦乐队的声音，心里有无法言说的波动。我小时候那点儿学钢琴的回忆，全部幻化成对音乐充满抽象意味的感动。同时接力的调色师张杰，是一个木讷、稳重、有审美的选手。清冷、灰蓝色的调子，正是片子的气质——理性、克制。当然，希望你还能从中看到一点点我们隐藏的温柔。

三年，不长，也真的不短。我经常和组里的人说，也许我们在痛苦煎熬的时候，还应该表达感谢。不是所有选题都值得这样付出，也不是所有选题都有这样几乎无条件的支持，单位领导真的给予了我们很大的创作空间，还有鼓舞。谢谢制片人池建新老师，还有艺术总监张力老师。

我相信，今天，我们还要发出很多条信息，感谢很多人，那些帮助过我们，支持我们拍摄的医生、患者，以及各种你能想到和想不到的人。正是他们的共同努力，才有了这部我们自称的国际制作大片。我们采访到的全球顶级专家有 50 余位，医院、医学院、博物馆 70 余所，片中涉及的人物更是众多。

接下来，麻烦并希望各位能抽出时间，关注这部片子。导演手记都是写给自己看的，感动也好，鸣谢也罢，最终都得拿片子说话。

CONTENTS

目

录

第一章　001　理性之光

005　第一节　最古老的医生萨满

008　第二节　医学源于人类救助同伴的本能

013　第三节　人类开始认识身体的第一步

015　第四节　盖伦：明确提出通过解剖认识人体

019　第五节　维萨里和《人体的构造》：现代解剖学的开端

025　第六节　医学史上的恐怖杀人事件

029　第七节　威廉·哈维：现代生理学的创立

034　第八节　今天人类对于身体的认识

第二章 009 手术基石

043	第一节	不懂外科的理发师不是好医生
047	第二节	外科学之父——帕雷
054	第三节	莫顿的乙醚雾化器
060	第四节	塞麦尔维斯的术前洗手原则
065	第五节	现代医院里严密的无菌消毒

第三章 069 长驱直入

073	第一节	伦琴：发现可透视人体的 X 射线
078	第二节	输血的历史
084	第三节	充满惊险和挑战的住院医师培训
091	第四节	腹腔镜手术之父——库尔特·席姆
096	第五节	手术机器人的微创手术

第四章 101 攻入颅腔

105　第一节　杀人凶手的奇异大脑

108　第二节　人类最早的脑外科手术

111　第三节　神经外科之父——哈维·库欣

116　第四节　大脑深处的脑血管手术

122　第五节　显微神经外科之父——亚萨基尔

126　第六节　神经外科难度最大的脑干肿瘤切除手术

129　第七节　通过电路传递信号的大脑

131　第八节　帕金森病患者的脑深部电刺激术

第五章 137 打开心脏

141　第一节　探秘心脏

143　第二节　只有6分钟打开心脏的时间

146　第三节　约翰·吉本研制人工心肺机

148　第四节　李拉海的活体交叉循环手术

156　第五节　心脏与电

CONTENTS

159　第六节　心脏导管手术

161　第七节　将导管插入自己心脏的人

166　第八节　"人工心脏"带来的希望

169　第九节　慢性病患者的长跑比赛

第六章　生死"器"约

171

175　第一节　印度象神节

178　第二节　塔利亚科齐的鼻再造术

182　第三节　移植手术的基础——血管吻合

184　第四节　三点吻合缔造者——卡雷尔

188　第五节　成功的三点吻合术

190　第六节　移植的挑战——排异反应

192　第七节　免疫机制的排异反应

194　第八节　梦魇——难以攻克的排异

197　第九节　环孢素的发现

200　第十节　世界首例双手移植的儿童实现棒球梦

203　第十一节　中国式换脸

208　第十二节　移植的奇迹

第七章 众病之王

211

215　第一节　最早的癌症病患——霸王龙

216　第二节　早期人类对癌症的反抗

218　第三节　"幸运"的乳腺癌

220　第四节　威廉·霍尔斯特德的乳腺癌根治术

223　第五节　会转移的癌细胞

226　第六节　癌症的化学治疗方法

230　第七节　舒缓医疗——给生命最后的尊重

232　第八节　癌症的起源

236　第九节　靶向药物的出击

238　第十节　哎哟，不怕！

240　第十一节　新的生机——免疫疗法

243　第十二节　抗癌——一场终极战役

CONTENTS

247 第八章 手术未来

251   第一节 器官移植——移植手术促使再生医学的发展

253   第二节 生物瓣膜——再生医学在手术中的应用

256   第三节 再生心脏——再生医学在未来的发展

259   第四节 从 X 射线到器官数字模型——医学影像学在未来的发展

262   第五节 三维动画模型——影像中的虚拟手术

264   第六节 新型智能吻合器——从微创手术到"无刀"手术

268   第七节 人工智能控制血糖

270   第八节 人机读片大战

272   第九节 外骨骼机器人

275   第十节 流动的医院——飞机医院

278   第十一节 医院援建与医疗援助

282   第十二节 新生的希望

《手术两百年》纪录片手记

287 从《理性之光》到《打开心脏》

294 个中艰辛，且行且珍惜

300 我们是记录者，也是亲历者

305 医生是上帝派来的天使

310 谢谢你们，允许我参与你们的生命

316 绝望与希望间的沉浮

320 有遗憾，也有希望

323 音乐创作随想

329 一场值得的冒险

333 在有限的生命里，做自己喜欢的事

341 动画制作中的"喋血"事件

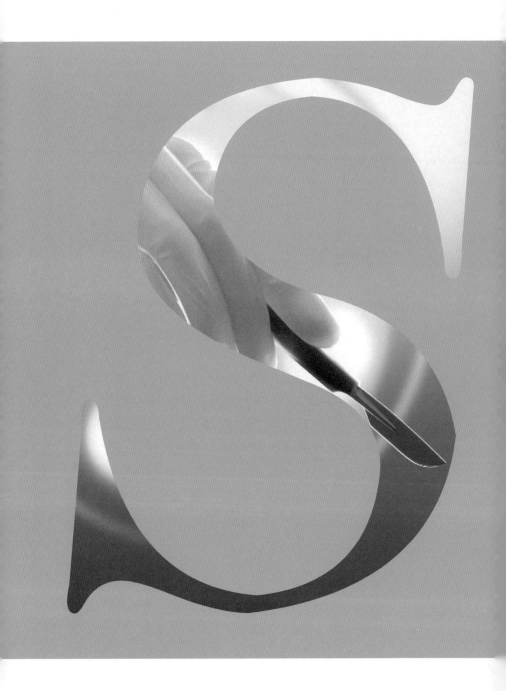

URGERIES

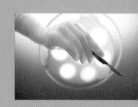

第一章

理性之光

200 Years of Surgery

医学，总是面对着新的威胁和危险，但也为开辟未来无限美好的前景提供了新的希望。

我所试图记录下来的就是这部医学发展史和受干扰的历史。这段历史铭刻着天才人物的不朽之作，闪耀着勇士们牺牲精神的光辉。医学思想，是人类治病救人理想最高尚的表现。

——阿尔图罗·卡斯蒂廖尼《医学史·序言》

引子

据统计，在今天，全球人口的平均寿命是 71.6 岁；仅仅在 100 年前，这一数字还只是 31 岁。这令人叹为观止的进步，和许多因素有关，而其中一个无法令人忽视的原因是医学的进步和外科的兴起。

疾病或许是人类最难以摆脱的噩梦之一，而手术则是摆脱这一噩梦最直接的方式。据统计，一个生活在21世纪的普通人，平均一生中会经历7次大大小小的手术。那么，作为人类创造的最伟大的技艺之一，外科从何而来？答案可以追溯到人类蒙昧初开的时刻。

【链接阅读】

心脏移植——直面死神的生命接力

被摘取的活体心脏装在器官临时保护箱里，在低温和保护液中"冬眠"。

在6个小时的倒计时中，武汉协和医院心脏外科的陈澍医生和同事跨越1 000多公里，将这颗心脏移植入一个患有严重心脏疾病的男孩体内。

如果足够幸运，男孩的生命将因心脏移植手术的成功而延续至少10年。

1967年，南非医生克里斯蒂安·伯纳德完成了世界上第一例心脏移植手术。经过50多年医疗科技的发展进步，心脏移植手术，已成为挽救终末期心脏病患者生命的有效治疗方案。

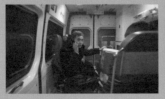
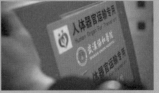

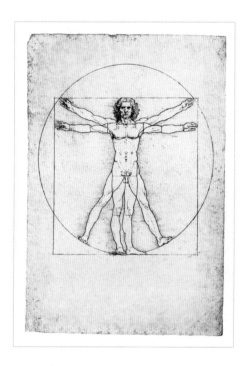

第一节   200 Years of Surgery

最古老的医生萨满

每年 4 月，当大兴安岭的冰雪开始消融、黑龙江上游的支流呼玛河的冰层逐渐融化解体的时候，这片土地上最早的原住民——鄂伦春人，都会聚集在呼玛河边举行开江祭祀。

84 岁的关扣妮是鄂伦春族最年老的萨满，她的家族中，曾经出现过 14 位像她这样的萨满。

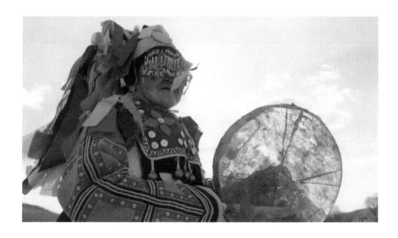

▲ 关扣妮. 鄂伦春族萨满文化传承人

第一章   理 性 之 光   005

作为人类历史上最古老的宗教信仰之一，萨满以个人躯体为媒介完成人与神灵之间的信息沟通。鄂伦春人相信万物有灵，他们认为可以通过萨满的祈祷平息神灵的愤怒，消除仇敌的诅咒，从而让患者重获健康。

关扣妮 15 岁开始担任族里的萨满，当时她最重要的工作之一，就是为族人驱除病魔，祈求平安。如果族人生病，萨满会又跳又磕头，为患者不停地念经祈祷，直到把病魔驱走。因此，萨满不仅是族中的巫，也是最古老的医。

随着时代的演变，今天，萨满已经作为鄂伦春族特有的民族文化被保留传承，然而在古老的吟唱和低沉的鼓声中，依然可以感受到古人对生命莫测的向天之问。

人类的命运由神灵精怪掌控的观念，几乎是所有早期人类的共识，面对疾病带来的死亡威胁，古人只能将生存的希望寄托于变化无常的命运。同样是在这片天空下，有一些人却试图与神灵抗衡，主宰自己的命运。

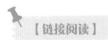

【链接阅读】

神赐疾病的观念

"有一个瞎了一只眼的女人来到神庙，当她进入梦境里时，神祇出现了，割开她的眼睛，并揉进一些药物。当她次日醒来时，那只瞎眼被治好了。"

　　"一个胸部中箭、伤口溃烂的患者，当他在神庙醒来时，伤处已复原，箭头却被他握在手里。"

　　古希腊治疗圣地——埃皮道鲁斯古迹的碑文上，刻着最早的外科治疗故事，里面提到的神庙就是阿斯克勒庇俄斯神庙。当人们无法对自然现象和人体变化做出合理的解释时，产生了疾病神赐的观念。神庙，以及诞生在世界各地的巫术，它们的一个重要功能，就是与神沟通，减缓患者身体的痛苦。

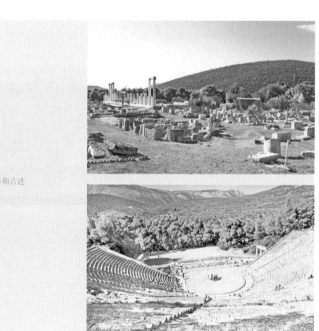

▶ 埃皮道鲁斯古迹

医学源于人类救助同伴的本能

　　新疆维吾尔自治区吐鲁番盆地是中国西部最干旱的地区之一，特殊的地理环境保存了大量的古代人生活的遗迹。

　　2003年，考古学家在对一处古墓群进行考古发掘时，发现了一具1500年前的女性干尸。在干尸的下腹部，一个长约17厘米的伤口引起了考古学家的注意。借助电子显微镜，考古学家发现干尸伤口上的缝线有毛鳞片结构，极有可能是当时已被作为手术缝线的马尾巴的毛。

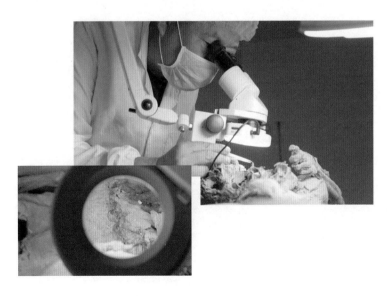

▲ 1500年前的女性干尸腹部，及其留下的缝合痕迹

从女性干尸痛苦的面部表情和伤口的位置、形状来看，考古学家大胆推测，这是一位遭遇难产的女性。同伴为了减轻她的痛苦，救活婴儿，对她实施了剖宫产手术。考古人员观察到，干尸上的缝线非常清晰，由多股捻合，每一针距离在5毫米左右，看上去手法非常娴熟，显然，这并不是术者第一次实施手术。

尽管如此，在1500年前的医疗条件下，这位女性经历这样的手术之后，还是难以存活。在这场失败的尝试中，我们看到了"腹部缝合"的雏形，以及人类救助同伴的本能。

医学的历史可以追溯到人类诞生之初，而外科是人类最早涉及的领域之一。实际上，早在新石器时代，人类就已经开始尝试处理身体的外伤——用动物脂肪处理锐器造成的伤口，用河泥固定骨折后的四肢，甚至还出现了一些简单的截肢手术。这些具备初级医疗技能的人成为人类社会最早的医生。

墨西哥国立大学医学史教授卡洛斯·维斯卡在考古学中找到证据，他说："在至少1万年前的古人破碎的骨头里，考古学家发现了伤口愈合的痕迹，而完成这种愈合需要切开身体的外部组织，放入一块涂有蜂蜜的松木，然后再进行缝合、固定。"

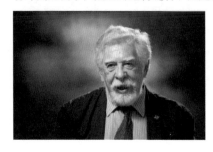

◀ 卡洛斯·维斯卡.
墨西哥国立大学医学史教授

我们的祖先曾经在危机四伏的世界中努力地生存——疾病与感染、野兽的袭击、部落之间的斗争，随时都可能置人于死地，而当时刚刚萌芽的医学，试图用微弱的光与疾病和死亡对抗。

　　医学实际上是人类善良情感的一种表达。在远古时代，人与自然做斗争，可能会受伤，那时的人们有一种最初的帮助。比如，哪儿划伤了、出血了，就用一块烧热的石头去烙伤口，也就是通常说的石砭。这些都是人类最初的善良行为的表达，甚至可以说是一种很粗糙的原始的医学。

——中国工程院院士 郎景和

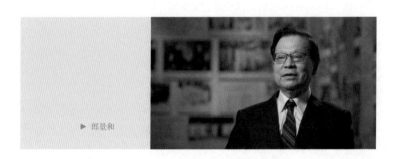

▶ 郎景和

　　医学是随着人类痛苦的最初表达和减轻这份痛苦的最初愿望而诞生的，对于同伴的怜悯之心，让人们试图彼此救助，这是人类作为万物灵长区别于其他生物的高贵特质，也促使了医学的进步发展。

紧急医疗救援

作为"救助"这一古老医学主题的现代升级，急救已经成为现代医学核心力量的优势体现。北京急救中心是中国目前最大的院前急救系统，每天都会接到5 000~6 000个急救电话。

为了营救两名悬崖遇险的男子，急救中心迅速启动了航空救援和陆地救援两种方式赶往现场。在黄金6分钟内，对伤者进行急救，稳定其生命体征。随后用直升机将伤者送至中日友好医院进行后续治疗。

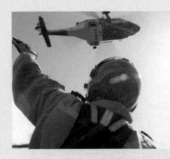

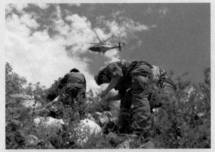

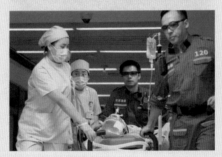

▲ 现代医疗急救

人类开始认识身体的第一步

在印度首都新德里，当地人常去的一个露天诊所，每天从上午9点开始，就有排着长队的患者等待接受一种叫作"放血"的古老疗法：医生用布条绑住患者的手或脚，用剃须刀片划出切口，使血液流出身体。

当地的患者和医生相信，排出体内多余的污浊血液，可以恢复身体的平衡，从而治愈病痛。

放血疗法曾经是风靡世界的外科手术，究其根源，它是从一种哲学思维中推导出来的疾病观念。

受制于观察方法和观察手段的局限，古人只能通过看到的现象推测、想象身处的世界。几乎所有的古代文明都会探讨一个很大的命题——这个世界是由什么构成的。古希腊人认为世界由气、火、水、土四种元素构成，古代中国人认为由金、木、水、火、土五种元素构成，其他文明也有类似的看法。我们的身体本是世界的一部分，当然也要遵循世界构成的规律。在大自然中，火元素失衡会引起火灾，对应到人类身体上，也会引起某种疾病，这就是疾病源于身体的失衡的观念。

尽管相比"神赐疾病"，这是了不起的进步，但此时的医学距离科学仍相当遥远。为了维持想象中的身体平衡，诞生出很多匪夷所思的治疗方法。但即使是在这个过程中，人类的探索也并没有止步。

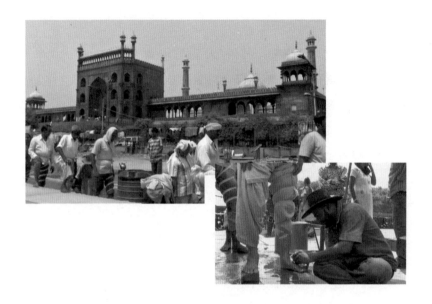

▲ 排队等待放血治疗的患者

盖伦：明确提出通过解剖认识人体

土耳其的帕加马古城是古罗马的知名城邦，今天依然能看到的一些断壁残垣，曾经是这里最大的医疗机构——阿斯克勒庇俄斯神庙。公元 2 世纪，古罗马名医盖伦曾在这里行医。

盖伦 29 岁时，在帕加马古城担任角斗士医生，为了能更好地医治受伤的患者，他不断地寻找探索身体奥秘的方法。通过角斗士在搏斗中留下的伤口，盖伦了解到一些粗浅的人体解剖学知识，他将这些伤口称为"身体之窗"。

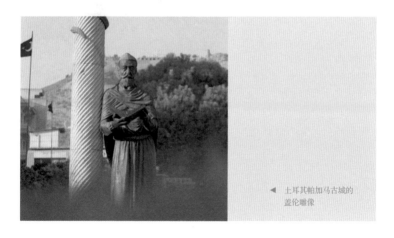

◀ 土耳其帕加马古城的
　盖伦雕像

在一本 12 世纪的波斯语著作《曼殊尔解剖学》中，有很多奇形怪状的图，被认为或许是世界上现存最早的人体解剖图，而这些图的理论来源就是盖伦。在医学历史上，盖伦是世界上第一个明确地提出通过解剖认识人体的人，他认为解剖对于医师的重要性就像建筑师离不开设计图纸一样。

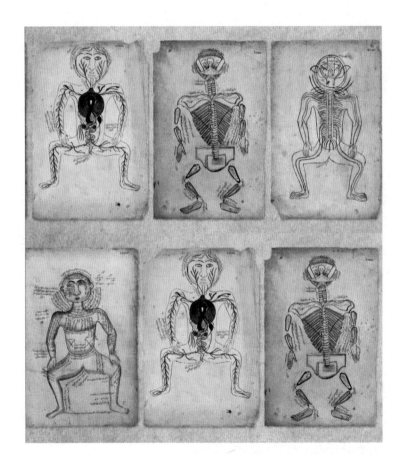

▲ 《曼殊尔解剖学》中的人体解剖图

但在 14 世纪之前，出于伦理、宗教等原因，公开地解剖人体被绝对禁止，即使是盖伦这样久负盛名的医学家，也只能通过解剖动物来了解其内部结构。

通过对猿猴、山羊、猪等活体动物的实验，盖伦考察了心脏的作用，并且对脑和脊髓进行了研究，他认识到神经起源于脊髓，还认识到人体有消化、呼吸和神经等系统。

只是，他的这些观察和解剖，不是来自真正的人体，所以不可避免地会产生谬误。但盖伦认为要想了解人体，就必须亲自解剖的观念，为西方传统医学走向实证奠定了基础。

然而，现实中的医学实践，依然在推理、猜想和经验的暗夜中缓慢前行。改变这一切的，是一场人类史上极为惨烈的灾难。

14 世纪四五十年代，被称为"黑死病"的鼠疫席卷欧洲，为了让医生们找到治疗方法，欧洲教会被迫取消禁止尸体解剖的禁令，允许医生通过学习解剖了解人体。同时，欧洲文艺复兴首先在意大利各个城市兴起。这场以人文主义为核心的思想解放运动，开启了科学和艺术的革命，也改变了医学的命运。

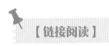

【链接阅读】

达·芬奇的人体解剖实践

除了医学研究者，还有一个群体对人体解剖持有高度热情，这就

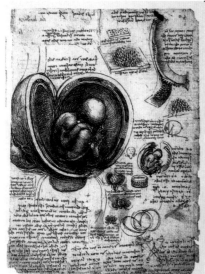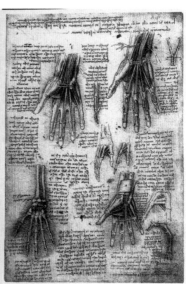

▲ 达·芬奇手稿图

是旨在发现人体奥秘的艺术家，而其中的佼佼者当属列奥纳多·达·芬奇。为了寻找描绘人体更理想的方式，这位艺术巨匠曾先后解剖了近30具尸体，用来研究人体构造和运行机制。他留下了超过240幅人体解剖素描的解剖学手稿，几乎涵盖了人体的所有骨骼及大量的主要肌肉组织。500多年前，达·芬奇靠着一双手绘制了大量令人不可思议的人体解剖素描图，精确度与现代数字成像技术不相上下。

维萨里和《人体的构造》：现代解剖学的开端

　　帕多瓦是意大利北部一座历史悠久的城市，这里拥有世界知名的古老大学——帕多瓦大学。1537 年，23 岁的安德烈·维萨里在这里开始了他解剖课的教学生涯。

　　维萨里是比利时人，从小对解剖学着迷，在巴黎大学学习医学期间，由于不满足于解剖学教师的照本宣科，他常常溜到墓地或者刑场去收集人骨。

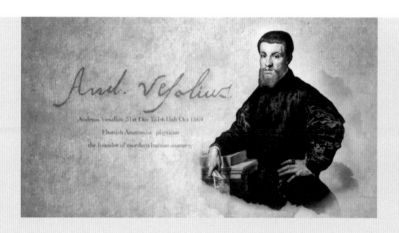

▲　安德烈·维萨里

这时，意大利的一家出版社计划出版一部权威的盖伦著作的拉丁译本，他们邀请年轻的维萨里担任这本书的图书编辑。维萨里仔细阅读了盖伦著作的不同版本，他疑惑地发现盖伦对于人体的某些描述，无法在自己真实的解剖过程中获得验证。比如，盖伦曾提到脊柱的某一根脊椎骨的上端有一个小型的骨质突起。维萨里发现这一突起只存在于猿类，而非人类的骨骼之中。而且盖伦著作中有一些内容，如黑胆汁通道，维萨里在真实的人体中也没有找到。

维萨里逐渐意识到，盖伦观察的对象可能不是人体，而是动物。因为盖伦的理论一直在欧洲医学界占统治地位，所有对盖伦提出质疑的人，都会被视为异端，所以教师们在解剖学课堂上也照本宣科。

美国圣地亚哥米拉马学院解剖学与病理学教授凯文·佩蒂提到过一个有趣的说法："那时人们更多的是通过解剖来解释盖伦的理论。如果盖伦说肝前面有五片叶，人们做解剖时发现只能看见两片叶，人们更倾向于认为盖伦没错，是身体长错了。"

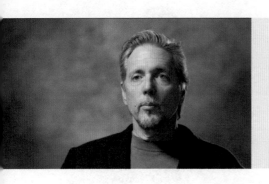

◀ 凯文·佩蒂，美国圣地亚哥米拉马学院解剖学与病理学教授

年轻的维萨里不能够忍受这样的谬误，他决定根据自己对人体的观察，编写一套全新的解剖学教科书，以更好地展示他的发现。

珍藏于意大利帕多瓦市立图书馆的七卷本《人体的构造》，是目前世界上现存最古老的版本。这本规格巨大的图集，是人类历史上第一部以图文形式描述人体解剖学、介绍解剖方法的完整著作。

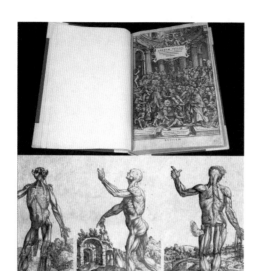

◀ 《人体的构造》，作者安德烈·维萨里

从封面开始，维萨里就向全世界昭示着这本巨著革命性的品质，人类身体的各个器官有史以来第一次以精准复现的方式被展现出来。维萨里在书中首次正确地描述了静脉和心脏，改正了以往的解剖学著作中关于肝、胆管、子宫和颌骨等解剖结果的 200 余处错误。在一些画页上，他揭开了组织层，暴露出其下精细的外科平面。维萨里还从横剖面的角度切开大脑，以展示延髓池和脑室之间的关系。被解剖的人体肌肉、骨骼被放置在现实的美丽地貌中，展现着难以想象的活力。

维萨里试图透过书本告诉我们，解剖是为了理性认识活着的人体。

意大利帕多瓦大学医学史教授毛里齐奥·利帕博纳蒂对《人体的构造》颇为熟悉，在他看来："《人体的构造》一书，珍贵稀有，世界各大图书馆都有强烈的需求，因为它融合了两大特征——充满了科学价值和解剖学价值。有些人说，现代医学正式始于出版该书的1543年。"

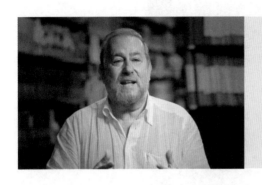

◀ 毛里齐奥·利帕博纳蒂，意大利帕多瓦大学医学史教授

而就在同一年，哥白尼的《天体运行论》发表，他提出了太阳是宇宙的中心，推翻了统治1 300年的地心说。

这是值得永远铭记的一年，人类同时迈出了向外部世界和自我身体探索的第一步。作为人类了解自身奥秘的最初手段，人体解剖学帮助人类推开了现代医学的大门。今天，外科医学所能做到的一切，都要拜其所赐。

不幸的是，同哥白尼一样，维萨里为此也付出了沉重的代价，他的后半生屡受教会迫害，在颠沛流离中度过了余生，在1564年死于船难。

在没有解剖学以前的手术是黑暗中的手术。不是说没有灯，而是医生的脑子里是一本糊涂账。手术切除组织、器官，都是在不太确定的情况下切的。而有了解剖学以后，医生是在亮灯的情况下，一片光明的情况下开刀的。所以解剖学不仅指挥了医生的大脑，也操纵了医生的双手。

——中国工程院院士 戴尅戎

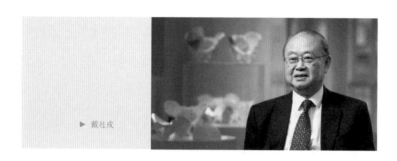

▶ 戴尅戎

一个好的外科学家，一定要非常熟悉人体的结构。医生做手术的时候，知道从这个间隙进去会很容易游离脏器或者组织，又不会损伤大的血管、神经，还能很轻巧地把需要暴露的地方暴露出来。

——中国工程院院士、中国现代临床解剖学奠基人 钟世镇

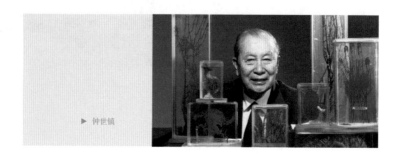

▶ 钟世镇

医学生的第一堂解剖课

　　每年3 月，北京协和医学院新一届的医学生，都会开启学生生涯中的第一堂人体解剖课。北京协和医学院解剖与组织胚胎学系主任马超主持开课仪式，全体师生向解剖台上的人体致敬。这些人体，来自生前自愿为医学解剖捐赠遗体的人们。在解剖课上，他们被尊称为"大体老师"。在马超教授看来，解剖课能让医学生对人体有真实的认知，拥有基础的临床经验，是医学生成长必不可少的成人礼。

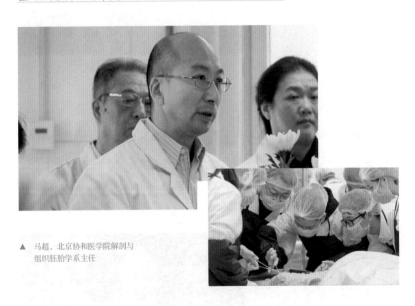

▲　马超，北京协和医学院解剖与
　　组织胚胎学系主任

▲　正在上解剖课的医学生们

医学史上的恐怖杀人事件

　　维萨里播下的种子结出了丰硕的果实，医学生被鼓励触摸和检查每个器官。对一些医学生来讲，解剖台的恶臭和对解剖的恐惧是令人难以承受的，但对于另一些人来说，知识的获得及最终对人体的理解则意味着掌握了拯救他人性命的技能。

　　但让人意料不到的是，随着解剖学研究成为医学院校课程设置的一部分，竟催生了一种罪恶行当。

　　在英国爱丁堡最古老的墓园中，时至今日依然能够看到一些奇怪的现象——古老墓穴的外部被重重的围栏包围着，似乎是在防备某种怪物从坟墓中出来。但事实上，对于墓穴的建造者来说，他们要提防的并不是鬼怪，而是偷盗尸体的活人。

　　英国爱丁堡大学教授詹姆斯·戈登描述了当时医学解剖面临的窘况："他们是一群相当疯狂的人。他们发现近期死亡的人的尸体可以被医学院用来解剖，而且可以从中获取金钱。这是一门大生意，甚至可以发展为巨大的商机。因为当时的解剖教授只能拥有极少数量的合法尸体用以解剖教学。"

　　当时，只有死刑犯是尸体解剖的唯一合法来源。由于可供解剖的

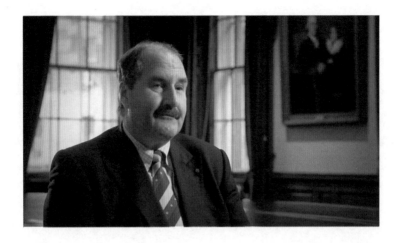

尸体数量有限，在暴利的驱使下，医学史上臭名昭著的恐怖杀人案件在爱丁堡发生了。

1828 年，爱尔兰移民威廉·伯克和威廉·黑尔在他们开设的廉价旅馆中，先后杀死了 15 个人，并将这些人的尸体卖给了爱丁堡大学医学院的解剖教授。这样的罪恶行径持续了整整一年，直到有人无意中在旅馆里发现了受害者的尸体。

东窗事发后，威廉·黑尔神秘地失踪了，而威廉·伯克被当众绞死。据说有超过 25 000 名愤怒的群众观看了他的行刑过程。

为了让人们永不遗忘解剖学历史上最黑暗的罪恶，100 多年来，凶手伯克的骸骨一直被陈列在解剖博物馆中，以示惩戒。它也是爱丁堡大学解剖博物馆内最为出名的藏品，或许也是全英国最有名的人体骨骼之一。

英国爱丁堡大学解剖系教授凡德·拉特尔对威廉兄弟的故事非常熟悉，他介绍说："威廉·伯克和他的同伴用双手谋杀了 15 个人，其中一人是被直接扼住咽喉后停止了挣扎，其他人则是双手被绑到身后，口鼻被捂住，窒息而死。事实上，威廉·伯克并不高大，只有 5.4 ~ 5.5

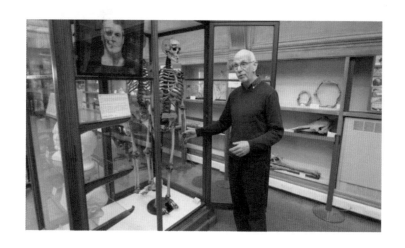

英尺（165 厘米左右），但他十分强壮。"

在威廉·伯克被行刑后，人们用他的血写了这样一段话：伯克因在 1829 年 1 月 20 日谋杀他人，被法庭判决绞刑，而写这些字的血液是从他的脑部获取的。——1829 年 2 月 1 日

医学的第一原则是不可伤害，用无辜之人的血来换取技艺的精进，这与医学的初衷背道而驰。

爱丁堡偷尸杀人案，是解剖历史上最黑暗的顶点，直接导致英国在 1832 年出台了世界上第一个《解剖法案》，规定了医学解剖的尸体来源。

解剖学的发展，将人体的组织结构关系越来越清晰地呈现出来，但人体是一个生命现象，器官、组织的功能和运行规律是什么，疾病在人体内是如何发生、发展的，未知的一切仍隐于暗处，等待着人类的发现。

威廉·哈维：现代生理学的创立

　　维萨里去世 30 年后，帕多瓦大学按照维萨里的理想建成了一座解剖剧院，帕多瓦大学也成为当时欧洲最负盛名的医学院校，吸引着全欧洲最优秀的医学生慕名前来求学。

　　当时，两三百名学生肩并肩地站立在一层层圆环形狭窄的看台上，每个人手里都拿着蜡烛，照亮了这个无窗的房间。随着解剖的进行，学生们会轮流走下来，以便更好地观察尸体，然后再鱼贯回到原来的位置，整个场面非常震撼。此外，礼堂里还有一支乐队演奏慰问曲，除了为解剖剧院增添更多仪式感的气息，也为被解剖的人体提供了些许抚慰。这个解剖剧院向公众开放，人们可以买票进入观看解剖。

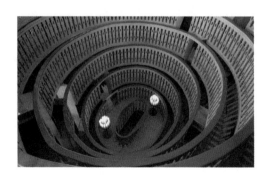

◀　帕多瓦大学解剖剧院

1602 年，来自英国的威廉·哈维，成为这座剧院的一名普通学生，他的老师是当时著名的解剖学家法布里克斯。法布里克斯发现了静脉中瓣膜的结构、位置和分布，但是并没能认识到这些瓣膜的意义。在老师研究的基础上，威廉·哈维通过不断地观摩和亲手解剖，开始思考人体血液运行的秘密。

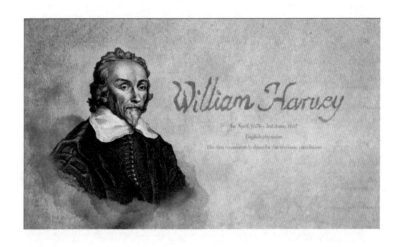

▲　威廉·哈维

哈维获得帕多瓦大学的医学博士学位后，回到伦敦定居。行医之余，哈维继续从事解剖学研究，特别是对心血管系统进行了认真的研究。

他曾对 40 余种动物进行活体心脏解剖、结扎等试验。他找出动物还在跳动的动脉血管，然后用镊子把它们夹住，观察血管的变化，他发现血管通往心脏的一端很快膨胀起来，而另一端就马上瘪下去了，这说明血是从心脏里向外流出来的，由此证明动脉里的血压在升高。

他又用同样的方法，找出了大的静脉血管，用镊子夹住，其结果正好与动脉血管相反，靠近心脏的那一段血管瘪了下去，而远离心脏的另一端鼓胀了起来，这说明静脉血管中的血是流向心脏的。

哈维在不同的动物解剖中发现了上述同样的结果，他终于得出了一个结论：血液由心脏这个"泵"压出来，从动脉血管流出来，流向身体各处，然后再从静脉血管中流回到心脏，就这样完成了血液循环。

而当时盛行的是盖伦的血液运动理论：肝是有机体生命的源泉，是血液活动的中心。已被消化的营养物质由肠道被送入肝脏，营养物质在肝脏里转变成深色的静脉血，血液从肝脏出发，沿着静脉系统分布到全身，它将营养物质送至身体的各个部位，并随之被吸收。肝脏不停地制造血液，血液也不停地被送至身体各部位并大部分被吸收，而不做循环运动。

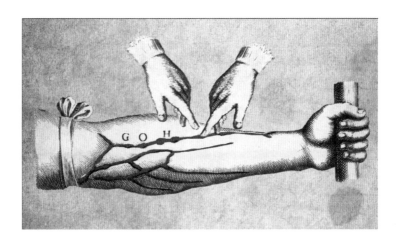

▲　哈维证明血液是循环流动的

哈维对此进行了一个精彩的定量实验。

以一个成年人为例，根据心脏的平均容积可以测量出 1 分钟心脏泵血 56.7 克，心脏每分钟跳 72 下，1 个小时的话，心脏的泵血量就是 $56.7 \times 72 \times 60$（分钟）=245（千克），这差不多是一个成年人体重的 4 倍。如果盖伦的理论成立，那么肝脏在 1 小时内就要制造出相当于成年人体重 4 倍的血。实际上，一个成年人体内只能容纳 5 千克血液。由此可见，体内的血液并不是一次性制造出来，然后消耗掉的，而是循环流动的。

人类医学史上第一次引入数学这一工具，精确定义了人体的生理活动。

1628 年，哈维出版了《论心脏和血液的运动》一书，用明确的实验数据论证出人体血液是以心脏为中心循环流动的结论。这是人类历史上第一次清晰准确地描述出人体动态生命活动的过程。

哈维的血液循环理论，开启了近代生理学的研究。

墨西哥国立大学医学史教授卡洛斯·维斯卡这样评价现代医学的开端："我们认为维萨里是取代盖伦的解剖学之父，盖伦的生理学则是被威廉·哈维取代的。"

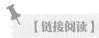
血管仿真人

在医学临床培训中心，一具透明的血管仿真人，能够通过动力系统，模拟人体在生理条件下血液循环的路径。

心脏和血管是一条完整、封闭的循环管道，心脏有规律地收缩和舒张，不断地吸入和压出血液，通过血管与全身各器官、组织相连，供给组织细胞氧和营养物质，运走二氧化碳和代谢产物，这是人体最基础的生命活动。

今天已经成为常识的现象，在400年前，一直在被错误地解释。

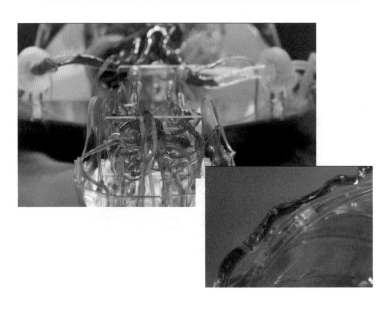

▲　血管仿真人

今天人类对于身体的认识

　　在今天的骨科手术中，利用混合现实技术，通过某种特殊的眼镜，让一个数字模型和真实的人体叠加在一起，医生可以清晰、细致地看到创伤周边的血管和神经的结构关系，在风险较大的颈椎手术中，可以避免伤及控制人体呼吸、心跳的神经中枢，保证患者安全。

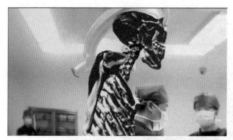

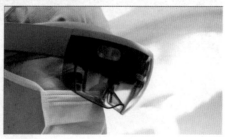

▲　用混合现实技术实施颈椎手术

华中科技大学同济医学院附属协和医院骨科主任医师叶哲伟对这样的手术方式非常推崇：“用一个螺钉就可以做一个微创的小切口，手术创口不再需要做广泛的显露。从小切口进去，螺钉通过血管神经的丛林，到达需要的部位。这样，手术的精准性可以得到极大提高。”

　　不仅仅是骨科手术，有了解剖学与生理学的指引，今天的我们已经可以在计算机创造的数字化世界中走得更远。

　　美国医学与生物工程院研究员史蒂夫·莱文的团队更是据此做出了数字化的虚拟人体器官。在这些完全符合生理学精度的器官虚拟模型上，科学家们可以直接与模型互动，切割、探查，乃至实施多种虚拟手术，为真实的手术进行测试并选择最佳方案。

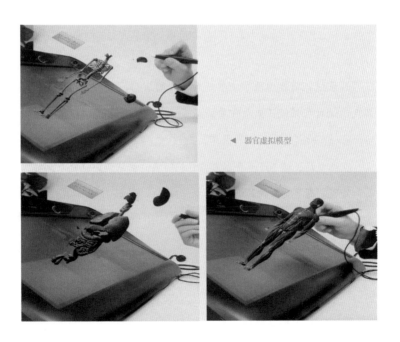

◀ 器官虚拟模型

史蒂夫·莱文认为："这是一个非常令人激动的应用，可以研究骨架，可以观察肺、肾、胃……身体的所有部位，都能在这个虚拟的实验室中看到。我们可以查看神经系统、脑部、肌肉组织，可以从中看到人体内有多个肌肉层，甚至可以把各个肌肉层剥离出来，了解特定的人体肌肉层的工作方式。"

人类对于自身的了解，从未像今天这样精准而确切。看见身体，认识疾病，医学不再黑暗、神秘、讳莫如深。

从盖伦开始，直到17世纪的哈维时代，医学还是一门边缘学科。在17～19世纪，医学经历了从盖伦系统和边缘学科到自我解放的科学性的革命，我们距离真正的医学越来越近，这是古老医学到现代医学的演变，也是医学逐步走向科学的过程。这是人类共同的幸运。

如果说之前我们医学主要是对人体的认识、对人体的审视，那么我们说对人体的认识最重要的两个里程碑，一个是维萨里的解剖学，另一个就是哈维的血液循环。

在这之后，这100多年以来，我们对疾病的认识，包括疾病的诊断和处理，有了突破性的进展。

——中国工程院院士 郎景和

几千年来，在一片蒙昧与黑暗中，在一片世俗冷眼中，医学先驱们用一点点微光探索自身的躯体，建立起人类在这个广阔世界里的坐标。认识自己或许是医学永不停止的主题，接下来，医学仍将不断地冲破黑暗，继续改变人类的命运，这一过程必然艰难至极。

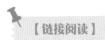
【链接阅读】

病理学：解剖学与临床医学的桥梁

　　1761年，帕多瓦大学解剖学教授莫尔加尼发表了他一生中最重要的著作《疾病的位置与病因》，通过多年来对数百例尸体的解剖观察，他认为器官上解剖学的变化，可以作为判定疾病的性质和症状产生原因的依据。从此确立了"病灶"的观念，促进了近代临床诊断学的发展，莫尔加尼因此被誉为"病理学之父"。基于现代解剖学，产生了现代生理学和病理学，这三者共同构成了终结旧医学的金三角。

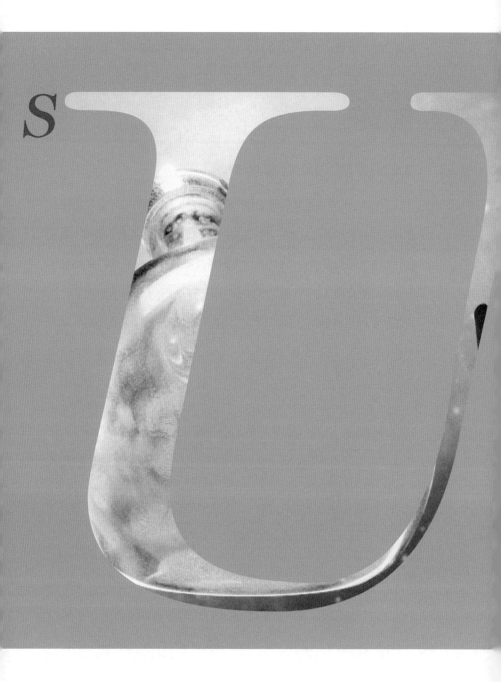

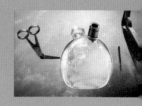

RGERIES

第二章
手术基石

2 0 0   Y e a r s   o f   S u r g e r y

在他以前，手术是一种极大的痛苦；因为他，手术的疼痛被攻克；从他以后，科学战胜了疼痛。

——莫顿的墓志铭

引子

南京鼓楼医院，14岁的陆燕琳正在接受脊柱三维重建CT（电子计算机断层扫描）扫描。她被诊断患有47度中度脊柱弯曲，如果不及时治疗，弯曲的脊柱将挤压心肺等内脏，最终危及生命。南京鼓楼医院骨科主任邱勇决定为她实施脊柱侧弯矫正手术。

脊柱侧弯矫正是骨科手术中难度最大、最复杂的手术之一。消毒级别最高的百级手术室中，陆燕琳的脊柱矫正手术即将开始。全麻药物静脉注射，很快让她进入沉睡状态。医生通过长达40厘米的切口，将患者弯曲变形的脊椎重新排列，用20多根金属钉固定每一个椎体，每一根金属钉和脊髓的距离只有1.5毫米。手术期间不断地出现出血再止血的状况。但这一切并没有扰乱手术正常的流程。虽然手术创口巨大，植入物众多，但严密的消毒已将可能的感染隔绝在外。

随着医学的进步，外科医生可以在人体的任何部位做手术，除了医生高超的技术和现代化的医疗设备，更需要依赖手术的三大基石——止血、麻醉、消毒的安全保障。正是从逐一攻克这三个基本的难关开始，外科的故事才逐渐变得精彩起来。

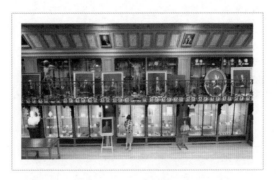

不懂外科的理发师不是好医生

今天，在英国伦敦一些老派的理发店里，理发师仍在沿用传统的方法为男性顾客修整面容。他们的主要工作是让顾客的面容保持整洁和美观，但在 500 年前的中世纪欧洲，这些仅仅是理发师工作内容的一部分。

除了理发、修脸之外，放血、拔牙、截肢等也是中世纪理发师的基本工作。而理发师兼职外科医生，与当时的宗教环境有很大的关系。

中世纪的欧洲，人们往往向神职人员寻求医疗上的救助。但按照教廷的规定，神职人员不可见血，且做手术有失身份。而理发师身份低微，不受限制，又因为他们给人刮脸时常常出血，所以会随身携带绷带和止血带。于是，理发师便成为人们外科治疗的求助对象。

而想成为一名医疗理发师，必须通过资格考试。即便如此，除非万不得已，人们并不乐意去登门求救。因为那时的人们都知道，做手术，就是拿自己的生命冒险。

理查德·巴奈特在剑桥大学教授医学史，他有一个观点："历史

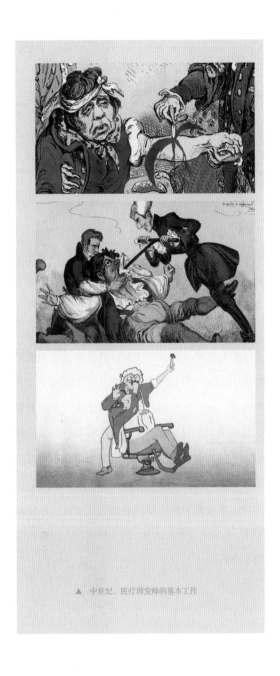

▲ 中世纪，医疗理发师的基本工作

作为一门学科，常常以文字的形式呈现于文本、书籍，但我认为，历史逐渐开始探索图像表达的可能性。"

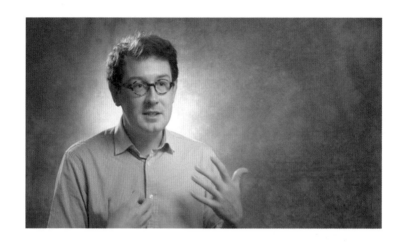

▲　理查德·巴奈特，英国医学史专家

　　早期的手术，是巴奈特研究的主要对象。从理发师的时代到 19 世纪，手术度过了漫长的荒蛮期，流血、疼痛与死亡，一直都伴随着接受手术的患者。为此，他搜集史料，绘制成图，出版过一本早期手术野蛮史的著作。在这本书中，我们能看到很多古怪而残忍的手术和解剖图，其中一些甚至可能引发读者的生理不适。

　　在这些图片中，除了展示手术的技术细节以外，也向我们展示了当时没有麻醉而进行手术的患者要忍受怎样的痛苦。我们能清晰地看到皮肤、血肉之间的粘连，看到骨头上的锯痕。即使截肢手术只持续两三分钟，对患者来说也是极其残忍和痛苦的。

当时有人很形象地说，要做一台手术是"三无"——无麻醉，也就是说痛得半死；无杀菌药，也就是不能抗感染；无止血，但截肢必定会出很多血。

——中国工程院院士 戴尅戎

所以，在 19 世纪中后期之前，医院没有充足的条件让外科医生深入患者的身体进行手术。患者随时都可能因为疼痛、细菌感染或者失血过多等导致死亡。

据统计，那时的手术死亡率有 50% 左右，所以能否存活和抛硬币猜正反面的概率是一样的。这种种危险，让大众对外科手术望而却步。但在痛苦和绝望的背后，改变人类命运的伟大变革正在逐步到来。

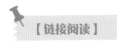
【链接阅读】

理发店的红、白、蓝三色灯牌

在中世纪的欧洲，伦敦的理发店门口都会有一个木柱，上面是红、蓝、白条纹相间的广告牌。据说，红色代表血，白色代表用来擦血的手帕或者白布，而蓝色则代表静脉。自此，红、白、蓝三色灯牌的标志，被沿用至今。

外科学之父——帕雷

　　安布列斯·帕雷出生在法国南部一个叫作拉瓦勒的小城。作为一名医疗理发师的儿子，他从 15 岁开始就给父亲当学徒。

　　1536 年，26 岁的帕雷取得医疗理发师的资格后被招募进军队，成为一名军医。为士兵处理伤口，是那时军医的重要工作。

　　早在公元 2 世纪，罗马人就开始采用烧灼的方式来处理伤口。而所谓烧灼，就是把一块铁或者石头烧红，在完全没有麻醉的情况下，

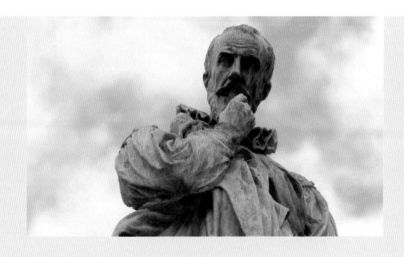

▲　安布列斯·帕雷，外科学之父

按在患者的伤口上。这样做，实际上是为了把血管烧凝结，但同时把它周围的肌肉、皮肤也都烧坏了。伤口不仅无法愈合，感染也无法避免。

这是痛感最剧烈的手术之一，士兵们经常会疼得晕厥过去。在手术过程中，因疼痛过度而死亡的例子比比皆是。士兵们痛苦的哀号，震惊了帕雷。他开始思索一种更好的止血方法。

1552 年，帕雷所在的法国军队遭到炮火的袭击，一名士兵受到重创，帕雷为他做了截肢手术。

帕雷在日记（《帕雷医学著作合集》）中记录了这台载入史册的手术：血液以充足的量流动着，必须及时把静脉血管和动脉血管牢固地连接起来，以确保血液不再流出。

在那次手术中，帕雷并没有使用烙铁，取而代之的是针和线，还有一把人们从未见过的钳子——鸦喙钳。

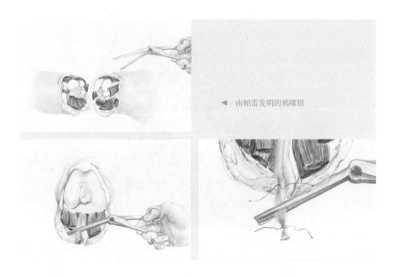

◀ 由帕雷发明的鸦喙钳

鸦喙钳的名字来源于鸟，因为它的形状像鸟喙。用它深入创口，寻找动脉的位置，再用钳上面的齿状物抓住并拉出动脉。这就是帕雷发明的止血法，通过拉出伤员的动脉，用缝线扎住血管的末端，就可以彻底封死血管。此后，钳子配合针线的钳夹止血法被不断地改良，并沿用至今。

除了让士兵们告别烙铁外，帕雷还有很多医学创新——用温和的药膏代替沸油清创枪伤伤口，并设计了许多外科及整形器械，甚至还发明了给伤残军人使用的义肢、义眼和带齿轮的关节。

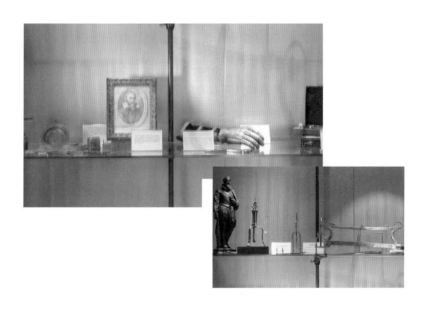

▲　帕雷的医学创新

这些创新的背后，充满了医生对患者的关怀和怜悯，帕雷也因此被后人尊为"外科学之父"。

除了医学创新外，帕雷的为人处世之道也颇被世人赞许，他曾先后做过四位法国国王的御医，但对平民同样尽心尽力。

据说，有一位他服侍过的国王对他说："我希望你照顾国王比照顾那些穷人更尽心尽力。"帕雷却说："不，陛下，我不能这样做。"国王不解地问："为什么？"帕雷说："我一直像对待国王那样对待穷苦的患者。"

因此，帕雷不仅受到普通民众的爱戴，也安然无恙地度过了一次又一次的战乱和凶险，直至80岁，仙逝于家中。

回望医学史，帕雷以其高大的身躯矗立在现代外科学的入口，法国一度在几百年的时间里占据着外科学的主导地位，也主要归功于帕雷。

帕雷最为世人所知的名言是：敷裹在人，治愈在神。即使在今天，外科学已经如此进步和完善，我们已经可以预计治愈的结果，但仍做不到绝对控制疾病的转归。我们能做的也只是倾其所能，无限接近绝对治愈的理想。

柳叶刀的传人正是不断地在继承前人的经验、纠正前人错误的基础上砥砺前行，攻克一个又一个堡垒。自帕雷以后，作为医学之花的外科学，才逐渐次第开放。

如果评价帕雷在漫长医学史上的地位，是他改变了外科学在治疗方面的角色和外科医生的社会地位。

然而，让帕雷绝不会想到的是，随着现代科技的发展，曾被他摒弃的烧灼止血，重新出现在今天的手术中。

在中国上海的一间办公室里，正在进行一场与手术相关的头脑风暴会议。

电视屏幕上放映的是一台肿瘤切除手术录像，录像中医生的每一个动作，都会被参会人员反复观摩、解读，而这些津津有味的观众并不是外科医生，而是专门研发手术器械的技术人员。

李元勋是这个研发团队的负责人，20多年来，他一直从事止血钳的研发工作。在半年的时间里，他们完整录制了不同医生完成的数十台手术，然后将手术进行拆分，通过分析医生切割组织的方式，进一步改良他们的产品——一种新型智能止血钳，使其在手术中面对大血管出血时，能有更好的止血表现。

对此，李元勋充满信心地说："我们有信心做到大血管闭合。因为在手术中，如果直径7毫米的血管断了，很快就会危及患者的生命。尤其是动脉，医生必须尽可能快地把它重新结扎好。"

防止患者在手术中因失血过多而死，是外科医生需要解决的首要问题。

经过一年多的反复研究，李元勋团队的新款智能止血钳成功产出样品。他们通过对动物的直径为6.94毫米的肾动脉进行实验，证实了对直径7毫米左右的大血管闭合实验的成功。通过将电能迅速转化为热能，智能止血钳对出血点进行了可控而精准的灼烧，大血管瞬间被安全地切割与闭合。

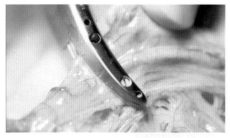

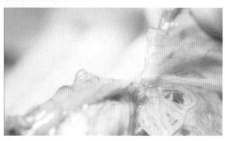

▲ 可以对血管进行安全切割与闭合的新型智能止血钳

今天，医生用电外科术（以高频电流的凝固和烧灼的方式来实施手术治疗）的止血方式，像扎袋子一样，把袋子口扎住。这种闭合方式的可靠性更高，更能保证手术创面的永久闭合。良好的安全性和便利性让电能操控的工具成为外科医生新的止血武器。

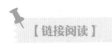【链接阅读】

带倒刺的手术缝线

在美国康涅狄格州的一家缝线生产车间里，研究人员正在对一根手术缝合线进行测试。

　　手术缝合线研发工程师迈克尔·贝特鲁克对此做了一个演示：他用一根常规的没有倒刺的缝线，穿过一块猪肉，线可以很容易地被拉回来，也就是说如果不对缝线打结的话，就没办法对其进行固定。他又用一根带有倒刺的缝线，以同样的方式穿过同样的组织，回拉缝线时，线已被固定住，而且不必打结，因为有倒刺的帮忙。

　　在直径为0.1毫米的缝线上，细密地分布着许多肉眼可见的倒刺。在手术中，这些倒刺可以轻松地穿过组织，然后牢牢地固定住，让组织无法滑动。医生使用倒刺缝线缝合后不再需要打结，既大大节省了时间，也更好地保障了手术的安全性。

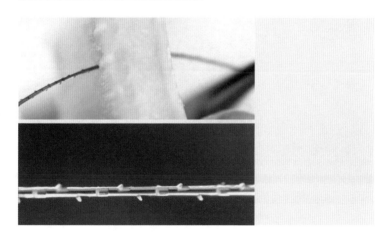

▲ 带有倒刺的手术缝合线

莫顿的乙醚雾化器

美国哈佛大学麻省总医院有一间带穹顶的手术演示厅，它是在1815年由布尔芬奇修建而成的。手术厅的门和墙壁，足足有6英尺（约1.8米）厚，目的就是不让患者听到手术室其他患者的尖叫声。

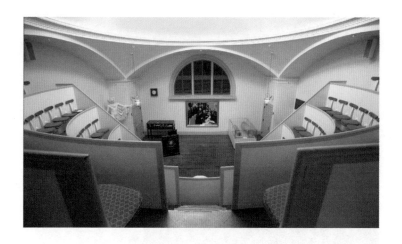

▲　美国哈佛大学麻省总医院的乙醚厅

今天，这座被称为"乙醚穹顶"的建筑，已经成为颇具纪念意义的空间。墙上的油画，生动地再现了 1846 年医学史上的一个重要瞬间，改变历史的正是画中手持玻璃瓶的美国牙医——威廉·汤姆斯·格林·莫顿。

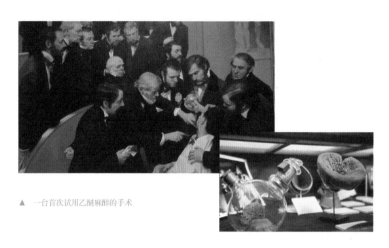

▲　一台首次试用乙醚麻醉的手术

▲　乙醚雾化器

1842 年，从哈佛医学院毕业后，莫顿来到波士顿的一家牙科诊所工作。那时的他并不知道，推动外科手术重大发展的机遇竟然会落在刚出道的自己身上。

那些因牙痛前来就诊的女士在拔牙时发出的恐惧尖叫声，让莫顿很苦恼。无法忍受尖叫声的他，在听说一种叫乙醚的化学物质可能具有麻醉的效果后，他立刻投入了试验。他先后在妻子养的小狗及自己身上试验这种化学物质。也许，所有的发明者都会以身试法，他们都是自我试验者。有一次，莫顿将乙醚倒在手帕上，然后吸入体内，他很快昏死过去，若不是手帕从脸上掉下来，他可能会因为吸入过量的乙醚而一命呜呼。醒来后的莫顿，知道了问题的关键——必须有效地控制乙醚的吸入量。

1846年10月16日，莫顿来到哈佛大学，向全世界展示了他的实验成果。在众人的围观中，莫顿手持乙醚雾化器走上手术台，他小心翼翼地打开阀门，将乙醚雾化器送到患者嘴边。几分钟后，患者因吸入乙醚进入昏迷状态。这是历史上第一次公开的无痛手术，整个过程持续了25分钟，现场一片静默。

人们在手术后询问患者吉尔伯特·艾伯特是否感到疼痛，他回答没有，什么也感觉不到，整个过程都睡着了。

这一消息很快被传出，医界哗然，从波士顿起航的货轮，迅速把发现乙醚麻醉剂的消息传遍全球。之后的10年间，麻醉几乎被应用到了当时所有的外科治疗中。

麻醉，在一场手术中是至关重要的，没有麻醉，现代外科学要想发展几乎是不可能的。1846年10月16日，我们回过头来看，觉得那么简单，但是对莫顿来说是一种勇气，也是一种历史的突破。

——北京协和医院麻醉科主任 黄宇光

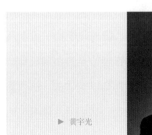
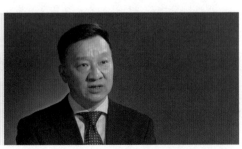

▶ 黄宇光

在今天的波士顿城市公园里，有一座 12 米高的莫顿纪念塔，塔身刻着医学界给莫顿的墓志铭——在他以前，手术是一种极大的痛苦；因为他，手术的疼痛被攻克；从他以后，科学战胜了疼痛。

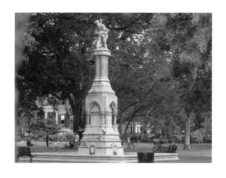

◀ 波士顿城市公园里的莫顿纪念塔

随着现代麻醉药物的不断推陈出新，一种特殊的医生从医生群体中脱颖而出。

当今，呼吸道阻塞、心率急速下降，是小儿术后极易发生的喉痉挛病情，如果抢救不及时，患者随时会窒息而亡。年轻的麻醉医生通过智能假人进行着各种临床急救措施。智能假人可以根据事先设定的电脑程序，做出和人体一样的反应。

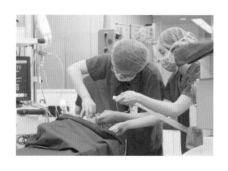

◀ 麻醉医生对智能假人进行临床急救

陈怡绮是上海儿童医学中心的一名资深麻醉医生，她希望通过这种极端的病例培训，锻炼年轻的麻醉医生，让他们能够积累足够的实战经验，熟练地应对生死一线的突发事件。

陈怡绮认为："麻醉医生在处理危机的时候，应该作为一个领导的角色，脑子里要很清楚接下来的每一个步骤。"

和普通人对麻醉医生的印象不同，今天的麻醉医生除了要在手术中对患者实施麻醉外，还要在手术中担任起监测生命体征、随时抢救患者、保证手术后患者苏醒的职责，是当之无愧的生命守护神。

麻醉的进步解除了术中疼痛的威胁，人们不再因为对疼痛的惧怕而抗拒手术。但是在通往安全手术的道路上，仍有一个隐形的杀手横亘其间。

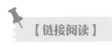【链接阅读】

华冈青洲的麻沸散

华冈青洲是日本江户时代的著名医生，以研究麻药、完成世界首例乳腺癌切除手术而闻名。青洲所开创的"华冈流"医学流派尊崇中国传统医学，同时也吸收了荷兰的外科技艺，其核心理念为"内外合一，活物穷理"。

1804年，华冈青洲完成了一例乳腺癌切除术，患者术后没有感觉到疼痛，甚至对手术过程全无记忆。至1835年的31年间，共有156人接受了手术，他们当中的很多人获得了治愈，过着健康的生活。如果用"华佗再世"来比喻日本江户时代的医生华冈青洲，再合适不过。

华佗和华冈青洲，相距1 500年的两位医生，均致力于麻药的研究与使用，而且都因能够实施复杂的外科手术而闻名。所不同的是，史书中有关华佗手术的记载较多充满着传奇色彩；而华冈青洲于19世纪初，在世界上首次成功地完成了乳腺癌切除手术，却是确凿的史实。饶有趣味的是，华冈青洲所使用麻醉药物的名字正是"麻沸散"——传说为华佗研制，而他也确实视传说中的华佗为偶像。

牙科笑气治疗

200多年前，美国牙科医生威尔斯首次将笑气应用于牙科治疗。笑气是外科学最早使用的麻醉剂。

经过不断的优化、改进，笑气在今天的牙科中，依然是方便有效的麻醉方式，能够快速镇痛，缓解患者焦虑情绪。适用于6岁以上的儿童和成人。

塞麦尔维斯的术前洗手原则

　　在刚刚使用麻醉的几年间，死亡率还是在不断地上升。这是当时手术面临的另一个难题——伤口感染。虽然麻醉的出现，可以让外科医生在手术上投入更多的时间，但因为还没有手术的消毒意识，所以当医生给患者拆解绷带时，细菌会进入身体的内部器官，导致患者更有可能死于感染。

　　一张绘制于 19 世纪的油画，呈现了当时医生做手术的场景——外科医生身穿时兴的黑色燕尾服，在斯文体面的着装下，隐藏着人们对感染威胁的无知；没有手术衣，没有口罩，整套衣服都沾染了血迹，手术室的地面也很脏。也就是说，没有空气消毒、地面消毒、皮肤消毒，在这样的环境中，本该治病救人的手术室成为"藏污纳垢"的地方。

　　那时，整个欧洲的术后死亡率都高得惊人，其中包括那些医学发达的地区——巴黎占 60%、苏黎世占 46%、柏林占 34%……当所有人都对术后死亡事件束手无策时，一个无名小卒站了出来。

　　1845 年，27 岁的塞麦尔维斯来到奥地利维也纳总医院的妇产科工作。作为欧洲历史最悠久的医院之一，维也纳总医院拥有当时世界上

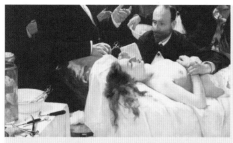

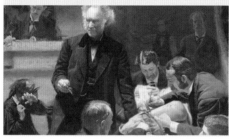

◀ 早期医生进行手术的
场景

最大的产科门诊，却同时笼罩着感染带来的死亡威胁，一种叫产褥热的疾病在产后妇女间横行肆虐。

最开始，医生们认为这是由多种因素共同造成的，比如，孕妇的饮食习惯、天气、女性的性生活，以及教育背景等。

当人们对产褥热的治疗束手无策时，年轻的塞麦尔维斯注意到了一个奇怪的现象。维也纳总医院的产科被分为两个病区，由医生负责的一病区死亡率为16%，远远高于由助产师负责的二病区2%的死亡率。

这一切让塞麦尔维斯怀疑，产妇的高死亡率或许与医生的工作习惯有关。一次意外事件的发生，让他确定了自己的想法。

塞麦尔维斯的同事在解剖尸体时，被手术刀划破手指，不幸去世。这位医生死前的症状与死于产褥热的产妇惊人地相似，塞麦尔维斯立刻意识到，产褥热的罪魁祸首可能就是医生的双手。

在当时，医学生在检查病房中的患者或产妇之前，会先去解剖室进行解剖。于是塞麦尔维斯觉得，可能是因为他们在解剖完尸体后，不洗手或者仅仅用清水快速洗手，进而把某些有危害的物质传递给了产妇，但那时候他还不知道到底是什么物质。

塞麦尔维斯坚信自己的判断，所以他立即要求自己所在病区的所有医生在接生前必须用漂白粉反复洗手，然而此举遭到了反对。

匈牙利塞麦尔维斯大学医学史教授尤迪特·弗尔莱对那段灰暗的历史，甚为痛惜："医学界没有人认同塞麦尔维斯的观点。那时的保守派医生不仅嘲笑塞麦尔维斯简单的理论，甚至认为只要洗手就能解决问题是废话。"

1850 年，饱受非议的塞麦尔维斯被迫离开维也纳总医院。他回到匈牙利，开始在今天的森特罗库斯医院工作，并继续推行洗手原则。在那里，产褥热的死亡率很快就降低到 1% 左右。

虽然塞麦尔维斯的方法在匈牙利卓有成效，但在当时的欧洲，每年仍有成千上万的妇女因为感染而死亡。

匈牙利塞麦尔维斯大学附属妇产科医院主任里格·亚诺什认为："如果每一个医生及在医院工作的看护人员能够遵循并实践洗手原则，那么不只是奥地利的产妇，整个欧洲甚至全世界的产妇都能免于感染的折磨。"

为了将术前洗手的理念进行更广泛的传播，1861 年，塞麦尔维斯出版了《产褥热的病原、症状和预防》一书，并将他的书寄给了当时欧洲知名的产科教授，但少有回音。

塞麦尔维斯在自己的著作中写道："即使我无法活着看到征服产褥热的那一天，我也坚信那一幸运的时刻即将到来，为此我死而无憾。"

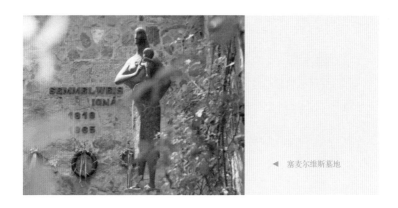

◀ 塞麦尔维斯墓地

1865 年，47 岁的塞麦尔维斯在维也纳一家疯人院中孤独地死去，但他的希望并没有落空。

1881 年，一种串珠状的细菌在产妇的恶露中被首次发现，这种细菌被命名为链球菌。正是这些大量存在于尸体与自然界的细菌进入产妇的身体，导致了产褥热的发生。直到此时，终其一生都在呼吁洗手和消毒的塞麦尔维斯，才重新赢得了世人瞩目。

今天，全世界任何一家医院都在严格执行着塞麦尔维斯的提议，洗手已经成为医生手术前最重要的消毒步骤。但与病菌的战斗远不止这些，控制感染也成为新世纪里医院管理的重要功课。

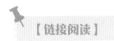

塞麦尔维斯纪念雕像

　　匈牙利的首都布达佩斯有一座被妇女和孩子环绕的纪念雕像，这
是为了纪念匈牙利妇产科医生塞麦尔维斯而建。

　　塞麦尔维斯曾以一己之力，开启了人类与细菌感染对抗的先河，拯
救了千千万万妇女的生命。

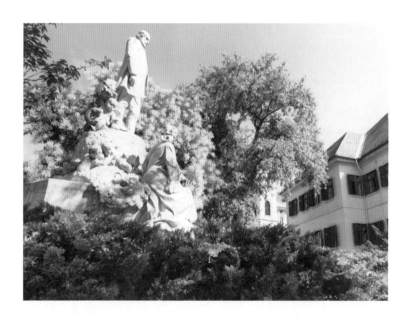

　　▲　为纪念塞麦尔维斯而建立的雕像

现代医院里严密的无菌消毒

每周四，在瑞金医院都要举行晨会提问，护士长钱蒨健会反复叮咛医护人员："等我们散会后进入手术室，一定要记住医疗安全。"

作为中国华东地区最知名的医院之一，瑞金医院的手术量惊人，平均每天有 300 多台手术，在 50 个手术室完成。

在今天，从手术环境到手术器械，从流程设置到实际操作，消毒灭菌已经贯彻到与手术相关的方方面面，极尽细致。为了确保无菌，手术室都有严格的工作制度和无菌要求。因为一旦患者术后发生感染，就意味着所有医护人员的努力功亏一篑。

供应室是每家医院管理最为森严的地方，每台手术结束后，所有的器械都会被送到这里，进行严格的消毒处理。

一把普通的手术钳，从手术室出来后，需要经过分类、浸泡、刷洗、烘干、上油、包装、灭菌、存储、发放等 30 多道程序的消毒处理，才能再次使用。其中还包括物理、化学、生物三类检测，每一步都有严格、详细的记录。

尽管大部分操作已经实现了全自动化，但每天仍需要 10 多位工作人员手动完成部分器械的清洁、分类和打包工作。为了保证手术器械

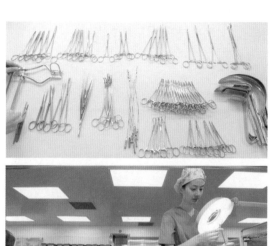

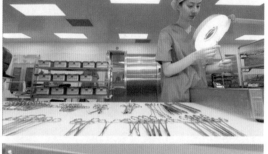

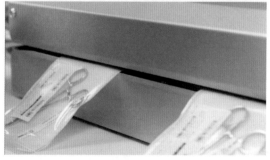

▲ 对手术器械进行消毒处理

的循环使用，最多的时候，工作人员一天要清洗 1 万多件手术器械，而每件器械进行一次完整的清洗、消毒、灭菌需要 3 个小时左右。也正是这一切，造就了外科的奇迹，使接受手术的患者从此不再担心致命的感染。

随着止血、消毒和麻醉被一一攻克，外科学即将迎来一个全新的时代。

在质疑声中，医学先驱们以非凡的勇气、大胆尝试的智慧和必胜的决心，将外科学从黑暗带进了光明。

随着柳叶刀开始在人体内攻城略地，手术也终于从"不得已而为之"的无奈之举，成为治疗领域里最炙手可热的新生力量。

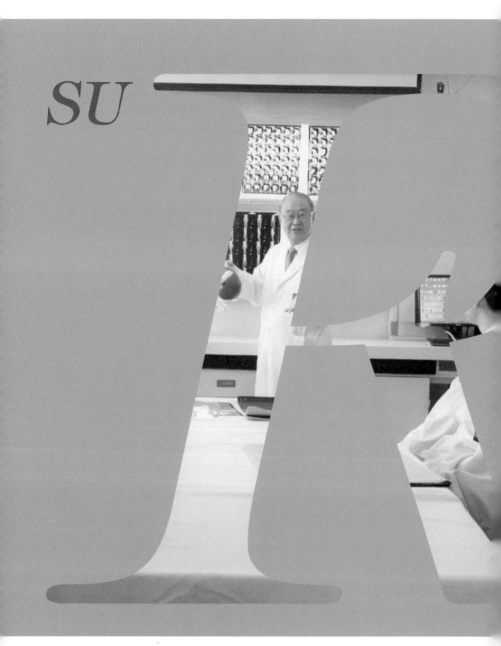

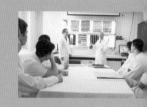

GERIES

第三章
长驱直入

2 0 0   Y e a r s   o f   S u r g e r y

首要之务是不可伤害，然后才是治疗。
——西方医学的奠基者 希波克拉底

引 子

20 世纪以来，随着医疗技术进步和医生的自我成长，外科学进入一个快速发展的时期，更加现代化和专业化的医疗救助让无数患者获益。然而就在 100 多年前，虽然消毒、止血、麻醉等基本的医疗技术让柳叶刀从人类的体表进入了体腔，但是距离安全、有效的手术仍相当遥远。

以切割和缝补为主旋律的大外科是如何走向成熟的？一个标志着现代物理学诞生的大发现，为这个时代拉开了序幕。

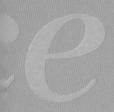【链接阅读】

重症监护室

重症监护室，是集现代化医疗、护理、康复技术为一体的医疗组织管理形式。在中国人民解放军总医院的重症监护室里，集中了各类危重急性疾病患者。面对重型创伤、急性呼吸衰竭、心跳呼吸骤停、中毒等各种急症，医生可以熟练地运用各种先进的医疗技术和现代化抢救设备，训练有素、各司其职地对危重患者实施治疗和护理，最大程度地确保患者的生存及随后的生命质量。

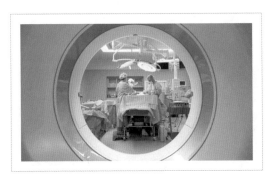

伦琴：发现可透视人体的X射线

　　德国古城维尔茨堡建于 15 世纪，美因河桥横跨城堡东西，从桥建成之日起，美因河畔就成为当地人散步的好去处。

　　著名的维尔茨堡大学位于美因河畔，该校的物理学实验室，至今仍保持着 100 年前的样子。

　　1895 年，在这间古老的物理实验室里，物理学家威廉·康拉德·伦琴的一个意外发现，改变了世界。

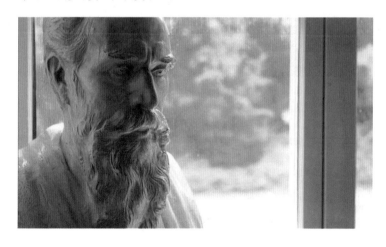

▲　威廉·康拉德·伦琴雕像

1895 年 11 月 8 日晚上，伦琴对空气放电管进行实验时，发现不远处有一块小水晶在感应发光。为了弄清原委，伦琴先后用黑卡纸、书本，以及含铅的砝码挡在空气放电管与水晶之间，然而水晶依然在发光。伦琴敏锐地意识到，这次的实验可能产生了一种可以穿透大多数固体的新型射线。他用代表未知数的符号"X"，将其命名为 X 射线。

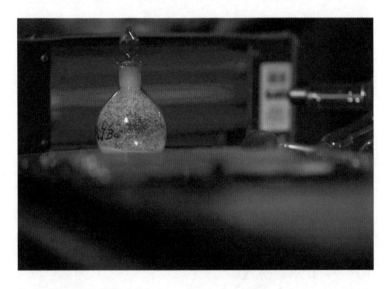

▲　伦琴实验的空气放电管和水晶

伦琴博物馆馆长迪博特·哈恩描述了当时的情境："对于 X 射线的发现，伦琴非常兴奋，他将不同的物质置于空气放电管和水晶之间，比如，木头、砝码、线团等物体，甚至他妻子的手。随后，他把所有拍摄到的照片公之于众。在还没有计算机的时代，这一发现很快就传遍了全世界。"

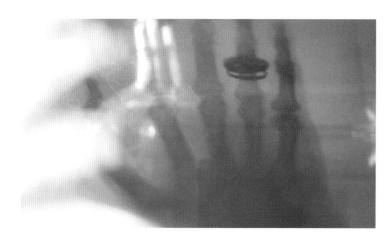

▲ 伦琴妻子的手，世界上第一张X射线照片

　　这种可以穿透大多数物体的射线，很快激起了全民的狂欢。人们用射线扫描了各种动态的物体，年轻女性甚至以拍摄 X 射线照片作为时尚，标新立异的 X 射线试鞋机成为鞋店的标配。X 射线除了受到普通民众的欢迎，在医学界也引起了轰动。

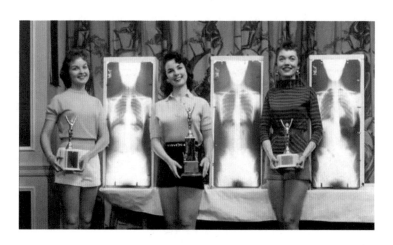

▲ 拍摄X射线照片的年轻女性

这种射线如果打在一种特殊的材料表面上，可以形成图像。也就是说，当射线穿过人体时，人体表面的皮肤、皮下脂肪、肌肉、骨头，甚至内脏全部都能显现出来。它可以让医生事先无损伤地获取患者内在的病变情况，不需要把患者的肚子剖开，这是一个非常大的贡献。

——中国工程院院士 戴尅戎

然而，让当时的研究者没有料到的是，一场灾难正在悄无声息地袭来。这种无色、无味的射线一旦接触过量，它所产生的电离辐射将严重地破坏细胞组织，对人体造成致命的伤害。无数科学家因此付出了生命的代价。

在德国汉堡圣乔治医院的花园里，矗立着一座1936年建立的X射线殉难者纪念碑。纪念碑上铭刻着350个名字，他们都是20世纪初期最优秀的医生和科学家。由于无防护地频繁接触X射线，这批最早接触X射线的研究者，几乎全军覆没，相继罹患癌症去世。经过多年的研究，科学家们才发现过量接触X射线带来的副作用。直到33年后，在国际放射学大会上，制定了X射线的操作规范，悲剧才就此终结。

这些早期使用X射线的先驱，以自己的生命为代价，让更多人的

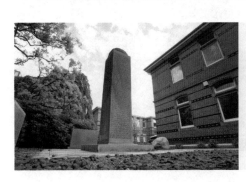

◀ X射线殉难者纪念碑

生命得以延长，也保障了之后医护人员的安全。

尽管 X 射线曾给研究者带来了灭顶之灾，但不能否认的是，这种神奇的射线也掀起了一场疾病诊断和治疗的革命，使越来越多的疾病能够在术前得到准确的诊断，为手术提供了安全的保障。但对于 20 世纪初期的外科医生来说，能够看到身体内部的病灶还远远不够，要想让患者能够在手术中活下来，还有很多难题等待他们去解决。

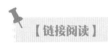

【链接阅读】

德国汉堡圣乔治医院放射科创始人勋伯格

1901年，伦琴因为X射线这个伟大的发现获得第一届诺贝尔物理学奖，之后，更多的学者参与到X射线的研究当中。

德国汉堡圣乔治医院放射科是德国最有影响的X射线研究和临床应用中心。它的创始人勋伯格作为德国第一位X射线专家，不仅撰写了X射线的教科书，还发起成立德国伦琴学会并担任主席。1904年，美国圣路易斯世博会上，勋伯格设计制作的德国X射线技术展览获得大奖。但因为毫无防护地接触X射线，1908年，勋伯格的双手患了皮肤癌，截掉了右手中指和左臂膀。1921年6月4日，勋伯格在汉堡去世，终年56岁，成为早期德国医学界最重要的"X射线烈士"。

输血的历史

27 岁的谯杨已经怀孕 36 周，虽然不是第一次当妈妈，但她和家人面对这次临产，仍充满担忧。

在一次常规产检中，谯杨被发现是"凶险性前置胎盘"，这是产科最凶险的重症之一。孕妇有可能会出现无痛性大出血，也许在睡眠中，就毫无察觉地躺在血泊中了。为了应对随时可能出现的危机，谯杨已经在医院住了两周。

胎盘是子宫中血液最丰富的地方，谯杨的胎盘却一反常态，长在了孩子出生的通路——宫颈口的位置，挡住了孩子降生的出口。这意味着自然分娩将不可避免地使胎盘撕裂，从而引发致命的大出血。

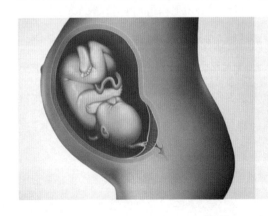

◀ 长在宫颈口位置的胎盘

怀孕 36 周，胎儿发育已经基本成熟，距离分娩越来越近。为了保障母子安全，医生决定为谯杨实施剖宫产手术。

在通常情况下，人的失血量一旦超过全身血量的 30%，就会面临生命危险。经验丰富的产科医生深知，大出血将是这台手术最大的敌人。

今天，面对手术中出现的血液快速流失的问题，外科医生最常用的急救方法就是输血，但在 100 多年前，这是不可想象的。

当时的医生为了挽救濒死的患者，也曾尝试往人体内输入血液，但结局往往非常惨痛。大多数接受输血的患者在出现发热、疼痛和酱油尿等症状后离奇死亡，只有极少数人的病症得到缓解。对此，人们迷惑不解。

直到 1900 年，奥地利著名医学家、生理学家卡尔·兰德斯坦纳发现了人类血型的秘密。

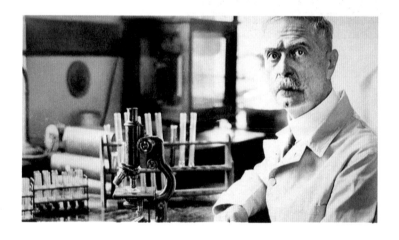

▲ 卡尔·兰德斯坦纳，奥地利著名医学家、生理学家

当我们将两种不同血型的血液混合，在放大400倍的微观世界中，血液中的红细胞会与另一种血液的血清发生反应，红细胞被凝结成一簇簇不规则的团块。这是不同血型混合后的排异反应。

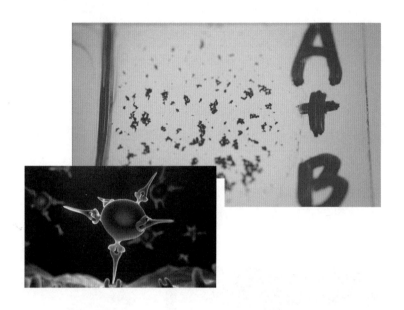

▲ 不同血型混合后的排异反应

当年，正是通过这样的溶血实验，卡尔·兰德斯坦纳找到了那些输血失败的原因，并依此建立了血型分型系统。基于他的研究，人与人之间的安全输血成为可能。

临床上最重要的血型系统为 ABO 血型，分为 A、B、AB、O 型，血型分型系统的建立，让外科技术有了突破性的进步，不再出现快速输血导致的排异反应。这是外科发展中里程碑式的技术。

然而，输血技术并没有因此而得到快速推广。1914年，"一战"爆发，新型武器的使用造成了空前的伤害，当时的人们还不知道如何保存血液，战场输血只能采用个体对个体、现取现输的方法，但这难以应对战场上巨大的输血需求，因此，大量受伤的士兵得不到及时输血，从而失去生命。可以说，战争的惨烈也促进了科学的研究和进步。

　　在英国伦敦科学博物馆，收藏着一台"一战"时期的输血设备。一个用瓶子制作的输血设备上，连接着三根导管和两个针头。其中一个针头用于献血者，将血液收集到储存瓶中，以此延长血液的新鲜度。当有患者需要输血时，将另外一个针头插入患者体内，利用抽吸泵将血液挤入导管，输入患者体内。

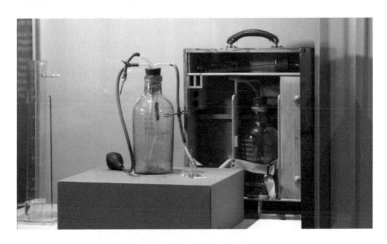

▲　"一战"时期的输血设备

　　"一战"爆发后，诸多可以大量储存新鲜血液的专业输血设备被研发出来，战场上再也无须现场采血。不仅如此，为了防止血液在体外凝固，科学家还研究出了往血液中加入化学物质"柠檬酸钠"的方法，以此保证血液的新鲜。从此，伤员可以在第一时间接受及时有效的输血治疗，最大程度地挽回生命。

今天，作为一种急救措施，输血已经从战场走进医院，成为手术中常见的急救方式。

根据之前制订的手术计划，谯杨的手术开始了。在谯杨的胎盘上，像蚯蚓一样的动脉血管紧绷怒张，一触即破。虽然医生用尽各种手段进行止血，但令人担心的大出血还是发生了。医生们根据提前做好的预案，通过血液自体回输设备，将谯杨流失的血液过滤、清洗，那象征生命之源的红色液体重新源源不断地输回谯杨的体内。

虽然100年前的输血方式沿用至今，但是面对越来越复杂的情况，现代外科医生已经掌握了一种高明的辅助输血方式——自体回输血液技术。在尖端技术和医生的共同努力下，无数像谯杨一样的母亲因此获得了活下去的机会。

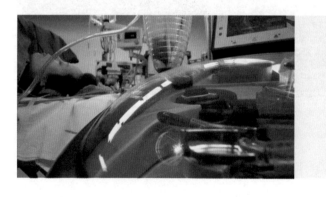

▲ 对患者血液进行过滤、清洗的自体回输设备

手术很成功，谯杨躲过了大出血的生命劫难，孩子得以健康地来到这个充满阳光的世界。这一刻的喜悦和感动，让谯杨觉得所有的危险都值得。

外科的发展绝不单单是技术的发展，外科学只是医学里一个很小的部分，只有各个学科综合发展，只有当医生对人体的整体情况有了更全面的认识了解后，手术才能变得更加安全可靠。

20世纪初，受益于无数前人的努力，医学的基础越加坚实，医学影像和输血技术的突破性发现，让柳叶刀终于可以长驱直入，安全有效地治疗疾病。仿佛水到渠成一般，医学的蓬勃发展让越来越多的年轻人乐于加入外科医生的行列，而如何在有限的时间内挑选和训练人才，成为外科领域面临的最迫切的任务之一。

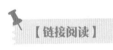

【链接阅读】

奥地利维也纳医科大学约瑟芬收藏博物馆

在维也纳约瑟芬收藏博物馆，保存有一件珍贵的人体胃部病理标本。它属于19世纪末一位罹患胃癌的女患者。

为她实施胃部手术的人，是被誉为"现代腹部外科奠基人"的维也纳外科医生——西奥多·比尔罗特。这是一次被载入医学史册的手术，标志着在攻克消毒、止血、麻醉等一系列难题后，手术刀成功实现了从体表深入到人体内部的转变。一直到微创出现，"大开刀"始终是外科的主要手术方式。

充满惊险和挑战的住院医师培训

  东单是北京最繁华的地方之一，有着近百年历史的北京协和医院位于东单帅府园 1 号。

  医生们的一天从沿袭了近百年的大查房开始了。

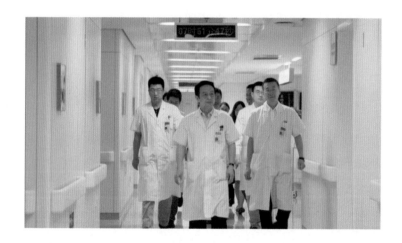

▲ 每天清晨，北京协和医院医生的大查房

  每天早上的例行查房，不仅让医生更加了解患者的病情，对于住院医师也是一次很好的学习机会。

北京协和医院外科学系主任李汉忠非常重视查房，他认为："查房是一种形式，因为医生是给患者治病的。比如说，我是患者，我希望每天都能见到医生。那以什么形式见呢？早晨查房。如果是住院医师的话，大概一天不止见一次，会随时见。所以我经常问患者，你是哪个医生负责的？如果患者能说出医生的名字，我心里就踏实了。这里面反映了一个深层次的问题，就是医生跟患者的交流是不是好，是不是在帮助患者。"

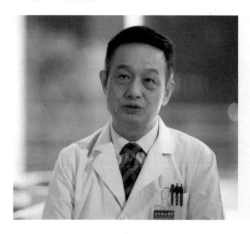

◀ 李汉忠，北京协和医院
外科学系主任

张铭鑫是北京协和医院泌尿外科的一名临床型博士住院医师，在经过 5 年本科、3 年硕士的学习后来到协和医院。两年来，在上级医生的指导下，张铭鑫从事着收治患者、记录病例等基本的医疗工作。这是北京协和医院自建院之日形成的规定——所有的住院医师在正式成为一名主治医师之前，都必须接受一种叫作住院医师制度的培训。

住院医师制度的建立

美国是世界上医学教育最发达的国家之一，位于马里兰州巴尔的摩市的约翰·霍普金斯大学医学院是全世界医学生向往的殿堂级院校。这所改变了美国医学教育历史的医学院，正是住院医师制度的起源地。

据美国约翰·霍普金斯大学医学院内科系主任马克·安德森介绍："在约翰·霍普金斯大学医学院成立之前的医学，不能算是建立在科学基础之上的，因为它连详细的解剖图都没有。而且在大部分情况下，对医学生的毕业也没有什么要求。"

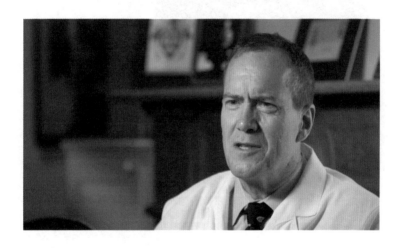

▲ 马克·安德森，美国约翰·霍普金斯大学医学院内科系主任

19世纪末，随着独立战争和内战的结束，以威廉·奥斯勒为首的美国医学精英决定建立一所真正意义上的医学院。威廉·奥斯勒要求

所有的医师在独立行医之前，都要系统地学习医学、病理学和解剖学，还必须经过 3 ~ 4 年全职住院医师的临床培训。

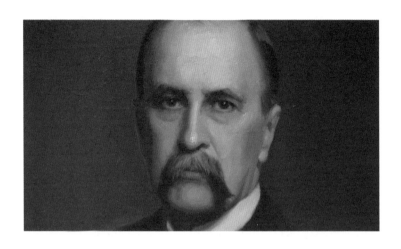

▲　威廉·奥斯勒

　　之所以命名为"住院医师"，美国约翰·霍普金斯大学医学院奥斯勒医学培训项目主管桑杰·维伦德拉·德赛说："在实习生成为正式住院医师前，会常驻在约翰·霍普金斯医院照料患者。他们还不能做关键性的决定，但是会传达主治医师的决定。住院医师拥有对患者的看护权，他们一旦全身心地投入亲身体验，就能真正学到东西。"

　　20 世纪初，美国的年轻医生要通过住院医师制度的教育实践，不断纠错，积累经验，最终成为一名合格的医生。这种教育制度逐渐影响了全世界的年轻医生。

　　1921 年，在美国洛克菲勒基金会的资助下，中国北平的协和医学院成立，住院医师制度开始在中国萌芽、发展，直到今天。

协和住院医师成长记

韩龙是张铭鑫新接管的一名患者，他患有一种会在全身频繁复发肿瘤的系统疾病。一种具有内分泌功能的肿瘤生长在他的肾上腺上。在韩龙这次的肿瘤切除手术中，张铭鑫终于有机会作为第一助手参与其中。

手术开始，在李汉忠主任的指导下，张铭鑫小心翼翼地进行着操作。肿瘤位于腹腔深部，通过腹腔镜，如何以最小的伤害清楚地分离显露的肿瘤，成为摆在张铭鑫面前最大的难题。

对于从哪个角度和通路接近腹部的肿瘤，张铭鑫有些犹豫。李汉忠主任随之教导说："你还没有形成那种对外科的悟性——应该随时都要知道干什么。平时看其他医生做手术、给其他医生当助手的时候，

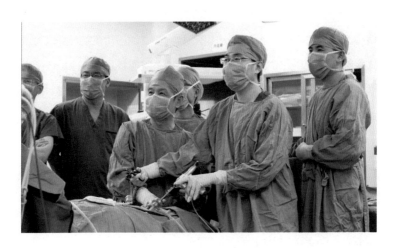

▲ 手术中的李汉忠主任（左三）、张铭鑫（右二）及团队

就应该有想象力——我动手的时候会怎么做？"一个多小时后，在李汉忠主任的严厉指导和团队成员的配合下，张铭鑫终于将肿瘤完整地切除了。

然而术后的 24 小时内，患者仍处于高风险期，张铭鑫必须严密监测韩龙的生命体征及各项化验指标。

从重症监护室转回普通病房后，韩龙出现了发烧、浑身没劲、心率快、头晕、腹胀等罕见的术后症状。经过和上级医生讨论，张铭鑫迅速做出判断，这是由于手术切除了韩龙的双侧肾上腺肿瘤后，保留的肾上腺分泌的激素不足，从而引发身体的异常反应。

于是，张铭鑫立刻采取了应对措施，要求护士尽快为韩龙进行药物补充。经过整整一夜的等待和观察，韩龙转危为安。

住院医师培训能让年轻医生迅速成长，使他们自己发现并解决问题，这些经验决定了他们将具备什么样的临床直觉。一个好的临床直觉所做出的决策，往往会让患者受益终生。

在这次手术中，张铭鑫准确、迅速的临场判断得到了李汉忠主任的肯定："他已经有了独立思考、进行治病和做研究的能力了。"

外科真正起决定作用的是决策：决策占 75%，技巧占 25%。一名外科医生要多长时间才可以成熟起来呢？答案很有意思：10 年。

——中国工程院院士 郎景和

随着现代外科最基本的特征之一——规范化的逐步建立，外科学也进入到信奉"大刀口、大医生"的飞速发展时代。但对患者来说，大型手术意味着更严重的创伤和更长、更艰难的恢复期。此时，新一轮的变革也在悄然酝酿。一名来自德国的外科医生反其道而行之，再次改变了外科的面貌。

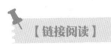

【链接阅读】

奥斯勒人文医学

奥斯勒，20世纪加拿大医学家、教育家，被认为是现代医学之父。

奥斯勒认为，医学院的学生不仅需要掌握生物、物理、化学等科学知识，还应受到人文教育的熏陶。在他看来，行医是一种艺术，是一种使命，而非交易。医生要从日常病房工作中接触的平凡人身上，感受他们的爱和喜悦，以及他们的忧伤与悲痛。他认为，医生只有亲自去照顾病患，才能真正懂得如何医治他们。奥斯勒还要求所有的医生全天24小时住在医院中，过着严格的近乎修道士的生活。在严格治学的奥斯勒看来，唯有经历过这样的磨炼，才能成就一名合格的医生。这就是现代住院医师制度的雏形。

腹腔镜手术之父——库尔特·席姆

　　基尔是德国北部的一座港口城市，素有"帆船之都"的美誉。基尔医院的妇产科教授莉泽洛特·梅特勒已经在这座小城生活了48年。1970年，莉泽洛特来到基尔医院妇科工作，并和她的老师、妇科主任席姆结下了深厚的友谊。

　　在莉泽洛特的印象中，席姆心系患者，医术精湛。时至今日，当她想起1980年协助席姆完成的一台秘密手术时，仍然心潮澎湃。

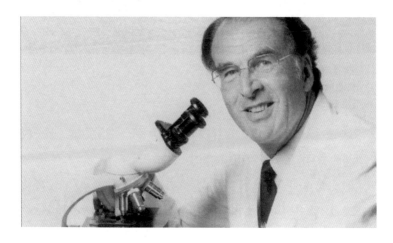

▲　库尔特·席姆，腹腔镜手术之父

据莉泽洛特回忆，那台改变了整个腹腔外科的手术是在一个周六的下午且没有任何人知道的情况下悄悄进行的。不然的话，会在医院引起轩然大波，席姆连主任的位子也有可能保不住。那个年代，正是手术不断推陈出新的时代，手术类型等都还没来得及固定下来。当时，他们录了整台手术过程的视频，后来将视频展示给其他外科医生时，他们都不相信。

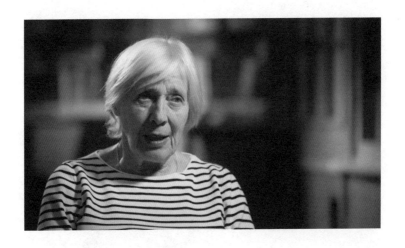

▲　莉泽洛特·梅特勒，德国石勒苏益格大学附属医院妇产科教授

　　这是医学史上第一例"腹腔镜阑尾切除术"，这台改变了整个腹腔外科的手术，始于医学天才席姆的一次异想天开。

　　20 世纪 60 年代，大开腹手术是解决腹部疾病的唯一方法。即使发现患者体内只有黄豆大小的囊肿，也必须打开腹部才能将其切除。看着痛苦的患者，席姆想到了工作时常常用到的腹腔镜。这是一种腹部检查经常用到的诊断工具,通过在患者的腹部打上钥匙孔大小的洞,利用腹腔镜前端的光源和镜子,医生可以清晰地看到患者的腹腔,找到病灶。席姆敏锐地意识到,如果能够改造腹腔镜,让它承担手术功能,病患在手术中受到的创伤将会被大大减轻。

　　为了纪念尊敬的老师,莉泽洛特保留了席姆工作室的旧日模样,这里保存了许多席姆生前发明的器械。席姆拥有极高的机械天分。经过反复试验,这些细长的腹腔镜被改造成具有剪切、抓取、灼烧等功能的新型手术工具。独特的工具还带来了使用方法的改变。止血是传统手术中非常关键的步骤,但当腹腔镜取代医生的手,通过微小的洞孔进入身体时,由于医生的手无法直接接触病灶和缝线,所以很难完成像止血、打结这样精细的动作。

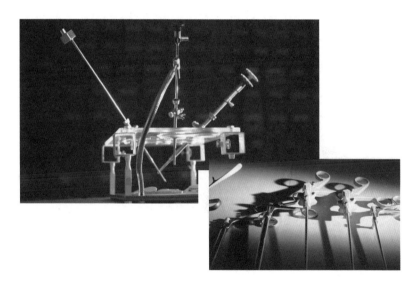

▲　席姆发明的手术器械

而对在手术中应用腹腔镜，还有很多问题要解决，对此，德国石勒苏益格大学附属医院腹腔镜外科中心主任克拉斯彼得·宇勒曼深有体会："当用腹腔镜工作的时候，肯定不能用手来打结，而必须用腹腔镜完成打结。而这时，医生并不能直接接触腹腔，万一肠子破了一个洞，我们怎样把它缝上？万一出现了出血等复杂情况，我们要怎么解决？"

一次打猎让席姆突发灵感。他设计了一种可以体外辅助打结的工具，就像捕捉猎物的套绳。用细长的手术器具，将事先打好圈的套绳送入患者体内，只要圈住血管并束紧，就能顺利地结扎止血。

利用这样的止血方式及改造后的手术工具，席姆完成了医学史上第一例腹腔镜阑尾切除手术。但让人意外的是，席姆引以为傲的发明却招来了一波波前所未有的反对声浪。在德国这种技术得不到接纳，原因是这种手术在当时很多医生看来是雕虫小技，是对大开腹手术的侮辱。因此，席姆被德国外科联合会开除，并且有些人还建议妇科联合会开除他。

欧洲妇科内窥镜学会主席鲁迪·坎波这样解释外科新技术为什么会在起始之时遭遇困境："如果有传统的做法，人们总是会继续坚持

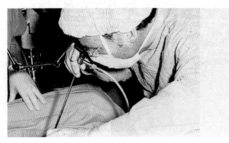

◀ 席姆主刀的腹腔镜手术

这种做法。为什么要改变传统呢？一位非常优秀的外科医生，在开腹手术中，他可以做得干净利落，但在内窥镜的环境下，他就不知道怎么办了，因为他不能像之前开腹时一样做手术。"

尽管承受了巨大的压力，但席姆从未想过放弃。他研发出了一套完整的腹腔镜训练系统，让医生能够提前学习手术技巧。随着手术成功案例的不断增多，最终，这位原本被视为疯子的妇产科医生获得了"腹腔镜手术之父"的美誉。

尽管医学的进步充满波折，但席姆的创造使得外科发生了决定性的改变。

腹腔镜外科的出现，使"微创"的观念逐步被医学界广泛接受和肯定。今天，有50%以上的手术都可以通过微创技术完成。伤口越小，意味着患者的疼痛越轻、出血越少、发生感染的可能性也越小。事实上，作为光电领域最新科技与现代外科学结合的产物，微创手术本身也在发生着巨大的变革。微创手术的顶级代表——微创机器人技术的出现，让医学的奇迹一再发生。

手术机器人的微创手术

美国明尼苏达大学医院，拥有全世界最著名的心脏外科。

24 岁的胡安患有严重的先天性心脏病，畸形的心脏一反常态地长在了他的胸腔右侧，并伴有严重的结构功能缺失。最近，胡安再次出现了心脏衰竭的迹象，于是他和家人来到明尼苏达大学医院，准备接受心脏起搏器的植入手术，希望利用这种电子仪器帮助他的心脏恢复正常的跳动。

美国明尼苏达大学医院心脏移植中心外科主任廖康雄是美国最早开展机器人心脏外科手术的医生之一，也是胡安这次手术的主刀医生。廖康雄说，胡安的这种情况非常少见，他们将通过 3D 模型，准确定位心脏起搏器将被安置的位置，以避免在手术中伤及其他重要血管。

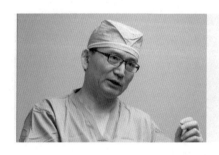

◀ 廖康雄，美国明尼苏达大学医院
心脏移植中心外科主任

因为胡安以前做过多次心脏手术，心律失常很严重，所以对他心脏的触动要特别轻。

胡安的心脏极其孱弱，手术不容许有任何闪失。高精度的机器人微创手术，是胡安最好的选择。

廖康雄和团队对手术方案进行了详细的设计，手术顺利开始。廖康雄通过控制台，操控胡安身旁的机械臂，数字化的机械臂代替人手，减少了手部颤动，可以保证手术动作更加灵活、准确。手术中使用的内窥镜具有 10 倍以上的放大倍数，能为主刀医生带来患者体腔内三维立体的高清影像。

在胡安的胸腔内，两只机械手互相配合，穿过复杂的手术路径，成功地将起搏器送达到心脏附近。在机械臂 360 度的旋转下，起搏器被快速地安置到心肌层上。随着起搏器电信号有规律的传导，胡安衰弱的心脏终于在电刺激下恢复正常搏动。

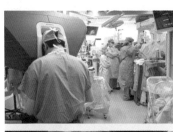

◀ 机器人微创手术

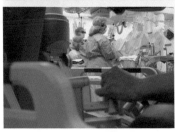
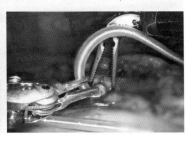

由于手术采用的是微创技术，手术的创面只有3个1厘米左右的小孔。3天后，患有严重心脏疾病的胡安出院了。从此，他有了充足的时间等待心脏移植。

整个外科的发展，都伴随着人类文明、社会经济和科学技术的发展而不断演进。在每一个时代，外科学都会因科技的进步，赋予其新的内涵，从而导致外科理念和范式的转变。

——中国工程院院士 董家鸿

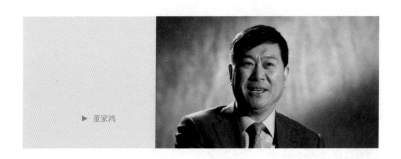

▶ 董家鸿

英国医学史专家理查德·巴奈特认为："在近两三代人的时间里，手术变得更加人道，它开始思考的不只是要治疗人体，还要治愈人，这才是手术或者说医学的核心。它关乎着人类的健康幸福，能帮助我们过上更好的生活，所以手术正在回归它古代哲学的本源。"

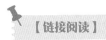

达·芬奇手术机器人系统

该系统是一种高级机器人平台，其设计理念是通过使用微创的方法，实施复杂的外科手术。

它的优势在于突破了手术医生肉眼和手的局限，双镜头的视频处理系统提供光学放大10~15倍的效果，视频速度达到每秒同步1300次，其视野范围也较腹腔镜更大，为医生提供手术导航定位。

床旁机械臂有7个自由度的关节，可以360度旋转。常规机械头部的大小只有1~3厘米，可以在人手不能触及的狭小空间内进行精细的手术操作，超越了人手的局限，并且能够滤除人手在操作过程中的颤抖。

从19世纪X射线的发现，到今天的机器人微创手术，在短短的100多年间，外科发生了翻天覆地的变化，手术的边界在医生的推动下不断拓展。但在改变的背后，不变的是医学的本质。正如西方医学的奠基者希波克拉底所说，"首要之务是不可伤害，然后才是治疗"。这是医疗的原则，也是外科的原则。

风起云涌的大外科时代还未结束，随着人类对于自身认识的更加深入，手术刀也将向着前所未有的禁区挺进。

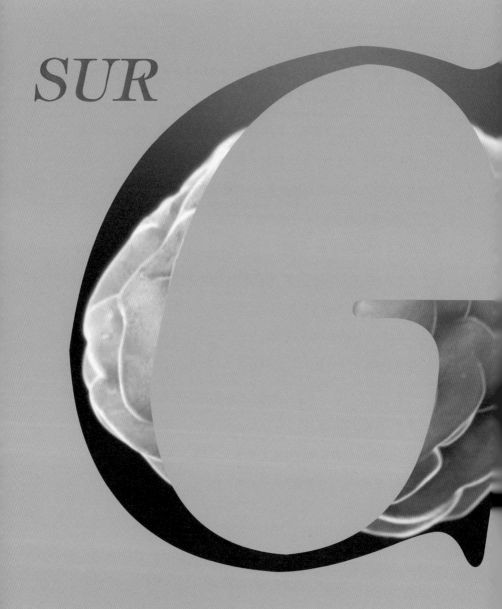

SUR

ERIES

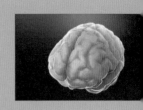

第四章

攻入颅腔

200 Years of Surgery

我们不能预测科学的发展,比如说脑科学。但我们总会有新发现,总会有能彻底改变一切事物的新技术出现,这也是科学的伟大之处。每天早上醒来后,科学家们都会浏览前一天领域内的新闻,都会发现一些令人吃惊的东西。不能预测的事情有很多,正是由于这种神秘,才让这个领域非常有趣。

——美国加利福尼亚大学神经科学家 詹姆斯·法隆

引子

Preface

2 岁的帅帅即将离开父母的怀抱，接受神经外科创伤最大的手术。帅帅的大脑左侧半球大范围发育不良，正常的 4 个脑叶中有 3 个脑叶产生了严重、明显的异常。

出生后不久，帅帅就被诊断患有癫痫，大脑半侧的异常发育导致他时常发病。医生希望通过手术，抑制他逐渐恶化的病症。

定位、画线后，坚硬的颅骨被打开，灰白色的大脑显露出来，一场令人难以置信的手术开始了……经过 9 个小时的精细剥离，帅帅病变的左脑有 2/3 被切除。让人不可思议的是，帅帅不仅不会因此丧命，那些因手术而暂时丧失的身体功能，在未来还将逐渐被留下的右脑取而代之。

神经外科是外科领域最为尖端的年轻学科之一，它是人类试图用人脑医治人脑的极限挑战。作为人体最神秘的器官，直到今天，大脑的秘密仍未被全部揭晓。

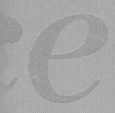

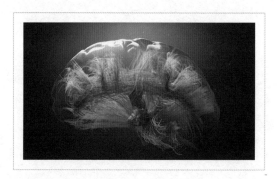

杀人凶手的奇异大脑

2017 年，美国拉斯维加斯枪击案，共造成 59 人死亡，超过 500
人受伤。作为凶手的史蒂芬·帕多克没有任何案底记录，所以他的杀
人动机成为美国媒体和普通民众关注的焦点。专家们也尝试通过各种
方式寻找他杀人的动机。

美国加利福尼亚大学尔湾分校神经科学家詹姆斯·法隆和美国联
邦调查局合作的 10 年间，研究过数以千计精神病患的大脑，这些人当
中包括像史蒂芬·帕多克一样的极端杀人犯。

被研究的对象会被注射一种低浓度的放射性物质，然后进行 PET
（正电子发射型计算机断层显像）扫描。通过长期的对比研究，法隆
发现了许多恶性罪犯存在的共性——大脑中与自控力、同理心密切相
关的额叶和颞叶部分的脑功能低下。法隆推测，正是因为部分大脑功
能的缺损，让这些罪犯缺乏道德意识，没有共情能力，最终导致犯罪
行为的发生。实际上，人类的任何行为、情绪、习惯都和大脑有着超
乎寻常的紧密联系。

大脑是人体最复杂、精密的器官，有着和其他人体器官截然不同
的外观，它柔软易碎，交织着无数细密的血管。作为意识的源头，大

脑中含有大约 1 000 亿个神经元细胞，这一数量相当于银河系星体的总数。众多的神经元细胞组成的网络指挥着我们奔跑、进食、躲避天敌……尽管我们已经获得了许多激动人心的发现，但科学家也不得不承认，关于大脑我们仍然知之甚少。

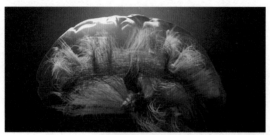

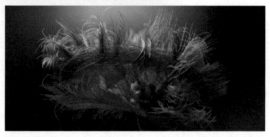

▲　大脑神经纤维束动画

法隆认为，大脑仍然是我们不太了解的人体部位，我们知道它的工作原理、生理结构和联系，但大脑的运转是如何通过神经回路产生意识的，仍然是一个谜。因为最根本的事情是未知的，所以从某种程度上说，我们对大脑还一无所知。

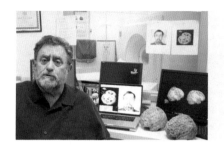

◀ 詹姆斯·法隆，美国加利福尼亚
大学尔湾分校神经科学家

世界上有 500 种以上的脑病没有解决方案。我们脑子里的神经元
细胞就像天上的银河，脑子里的传导束像电线一样可以绕地球 4 周。
这么小的脑子，有这么多东西、这么多结构，目前很多都搞不清楚。

——中国工程院院士 周良辅

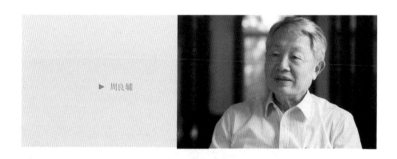

▶ 周良辅

实际上，对于大脑的医学探索并不是现代科学特有的产物，在遥
远的过去，人们已经试图通过一种极具危险性的行为来探寻大脑和疾
病的秘密。

人类最早的脑外科手术

2001 年，在一处 5 000 年前的考古遗址中，工作人员发现了一块独特的人类头骨，在头骨的枕骨处有一个不同寻常的孔洞。这个直径大约 3 厘米的圆形孔洞，跟刚做完手术的患者不一样，它的边缘已经完全光滑了。经过医疗影像设备的检测，工作人员发现，圆孔的边缘有新的皮质层形成。从这一点判断，头骨的主人曾经在圆孔出现后，继续存活了一段时间。

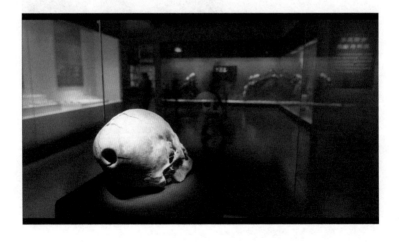

▲　带有圆孔的头骨

几千年前的人类能够在头骨破损的情况下存活，这一信息似乎令人难以置信，但这一发现并非偶然。实际上，在北非、欧洲和俄罗斯，考古学家们都发现过类似的带有圆形孔洞的人类头骨。现代考古学已经证明，颅骨环切术是人类最早开展的手术之一。

首都医科大学宣武医院神经外科首席专家凌锋认为，这个最早的神经外科手术与当时的巫术有关，她说："古时候的医生是巫医，有人生病，或者癫痫，或者抽搐，或者有一些不舒服，巫医会认为有鬼魂附在了脑子里。所以巫医要开个洞，让鬼魂出去。"

在毫无保护措施的年代，巫医或许只能用石器将患者的头颅打开，用炭末或者热沙来消毒，用植物的汁液来止血，用酒或者一些具有镇定麻醉作用的植物来止痛。尽管风险相当高，不过因为伤口较小，一些人还是在接受手术后存活了一段时间。而手术能否成功，与巫医的勇气和技艺相比，更重要的是患者的运气。

但让人不可思议的是，直到20世纪初，这一情况仍未得到改变。

当时的世界，方方面面都在孕育着巨变。X射线、无菌术、止血与麻醉技术的出现，使得外科手术逐步成为医学进步的主导力量，逐渐涌现出一个个辉煌的胜利。但对当时的神经外科医生来说，这种能够品尝胜利喜悦的机会少得可怜，打开患者的头颅，一直是一件相当冒险的事情。

德国手术显微镜专家德克·布鲁纳认为，当时神经外科手术的困境显而易见，因为脑部病变都太小，所在区域又太深，所以医生看不到它们。如果看不到，医生也就没办法对患者进行有效的治疗。

美国耶鲁大学医学院神经外科教授丹尼斯·斯宾塞也注意到早期

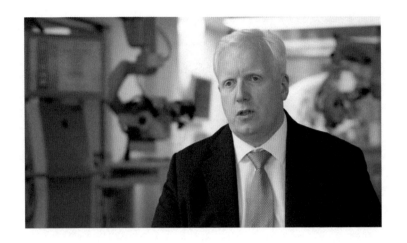

▲　德克·布鲁纳，德国手术显微镜专家

神经外科手术遭遇的失败，他说："那时神经外科手术的死亡率是80%，一方面由于感染，另一方面由于出血。大脑里血管丛生，所以手术总是伴随着大量出血，但难点还是在于确定疾病的位置。"

　　受制于人类对大脑认知的局限，以及技术条件的落后，神经外科的发展极其缓慢，直到一个医学天才的横空出世，一切才发生了改变。

神经外科之父——哈维·库欣

在美国耶鲁大学医学院哈维·库欣研究中心，收藏着一些珍贵的手术记录、照片和 700 个装有人体肿瘤与大脑标本的玻璃罐子，它们都属于 20 世纪初被誉为"神经外科之父"的医学天才哈维·库欣。

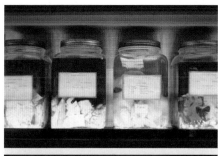

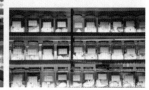

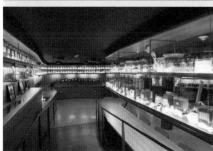

◀ 哈维·库欣研究中心收藏的
　 人脑标本

特里·达格拉迪是美国耶鲁大学医学院哈维·库欣研究中心的负责人，她的主要工作之一就是将收藏的1万多张照片底版做分类整理，并逐一扫描上传到数据库。

照片上面无表情地盯着镜头的人，都是库欣的患者，也是这个世界上最早一批接受脑外科手术的人。

库欣还拍摄了很多患者的手和脚的特写照片，这些照片成为当时诊断脑科疾病的唯一依据。

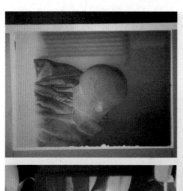

◀ 哈维·库欣研究中心收藏的患者的照片底版

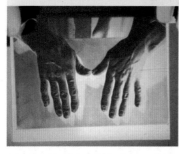
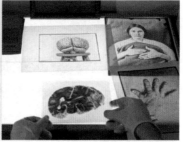

从医之初，摆在库欣面前的首要难题，就是如何准确判定大脑病变的位置。尽管当时穿透力极强的X射线已经广泛应用于医学诊断，

但由于只能清晰地显示骨骼，这种新兴的诊断方式对大脑这样的软组织无计可施。

　　库欣中心收藏的这些照片、档案和标本，见证了当年库欣为定位大脑病变位置所做出的努力。

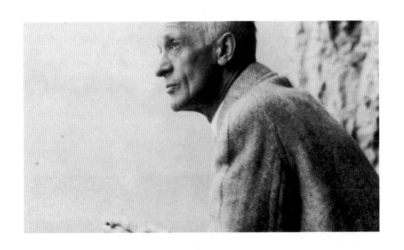

▲　哈维·库欣，神经外科之父

　　1903 年，库欣成立了"肿瘤登记所"，凡是他切除的肿瘤都被保存起来用以研究。根据研究，库欣发现，脑部肿瘤的位置与身体部位有一一对应的关系，于是，他花了大量时间检查每一位患者，并将他们的肢体症状记录下来，拍照存档，分类整理，寻找它们与肿瘤之间的关系。

　　在哈维·库欣研究中心保存着一张拍摄于 1910 年的头部 X 光片，它源自一名患有脑膜瘤的美国军人伦纳德·伍德。在 X 光片中，肿瘤的位置完全无法辨认。

最终，伍德找到了库欣。库欣发现伍德的症状出现在左手，而刺激大脑的肿瘤在右脑的手部反射区，于是库欣打开他的颅骨，移除了肿瘤。

对此，美国耶鲁大学医学院神经外科教授丹尼斯·斯宾塞做了进一步解释："脸是最能反映我们身体状况的部位。其次是手，手能看出一个人很多的身体问题，患有脑垂体肿瘤的患者手很大。从患者第一次来看病时，就开始记录他们的体表特征，这对于诊断很关键。库欣在接下来的治疗中持续为患者拍照，他据此了解患者的身体变化，直到患者痊愈或死亡。"

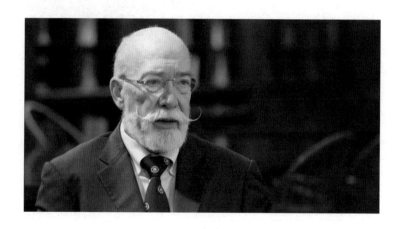

▲　丹尼斯·斯宾塞，美国耶鲁大学医学院神经外科教授

在这些研究的基础上，库欣提出了颅内肿瘤的诊断、分级和分类方法。正是依靠这种方法，库欣找到了伦纳德·伍德的肿瘤并将其切除。

除了可靠的诊断方法之外，库欣还解决了很多神经外科手术操作中的基本问题，让脑部手术的死亡率从90%降到了8%。

今天，两种脑部疾病以库欣之名命名，很多大脑表面的良性肿瘤都因他而拥有了治疗的方法。然而，库欣总结的常规诊断方法并不能保证100%的准确率，要想让手术的死亡率降得更低，医生必须在术前直接看到大脑内部的情况。

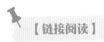
【链接阅读】

肿瘤登记所

从1903年开始，库欣坚持凡是他切除的肿瘤都必须保存起来用以研究，并要求他的患者们在每年的手术周年日向该登记所汇报他们的病情。很多患者甚至愿意在死后捐出自己的大脑为他的研究所用。

在没有CT和MRI（磁共振成像）等数字成像技术的时代，库欣正是利用这些照片作为诊断工具。库欣曾对一位女性患者有过详细的描述：脸如满月、背似水牛、向心性肥胖、四肢纤细、多血质外貌、大量痤疮、皮肤紫纹、多毛……库欣极具洞见地认为这可能与脑垂体的微小腺瘤有关，后来这种疾病被命名为库欣综合征。为了纪念库欣的贡献，人们把他的生日4月8日定为库欣病日。

大脑深处的脑血管手术

　　34 岁的赖敏丽，由于突发脑出血，在丈夫的陪伴下从福建来到北京接受治疗。

　　首都医科大学附属北京天坛医院神经外科主任医师王硕接诊了她。2 年多来，赖敏丽已经发生过 3 次颅内出血，非常危险。也就是说，她已在死亡线上走了 3 次。

　　在当今的医疗水平下，无须打开大脑，也不必根据体表征兆总结归纳，因为这些灰白色的影像就是医生的诊断利器。影像结果显示，赖敏丽大脑中的部分脑血管杂乱、密集地交织成了一个畸形团。正是这个包含着动脉、静脉的混乱血管团，让赖敏丽部分的脑部血流压力变得异常强大，甚至会冲破血管，造成几乎致命的脑出血。

　　赖敏丽被诊断患有严重的动静脉血管畸形，并被安排尽快接受手术。

　　今天，脑部医学影像已经成为神经外科医生的第二双眼睛，它们可以帮助医生看到患者大脑内部正在发生什么，而这正是哈维·库欣时代的神经外科医生梦寐以求的。

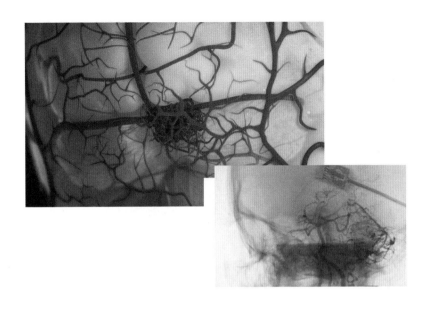

▲ 患者大脑中部分血管形成的畸形团

医学影像的出现

一段珍贵的资料展现了数十年前，人们为了看到大脑内部所做出的努力。医生为了看到患者大脑内部的影像，需要提前为患者的大脑注入一种用于血管显像的药水。接着，医生将患者捆绑在座椅上，进行 180 度翻转，通过多张不同位置的 X 光片的组合来观察患者的大脑，寻找病变的位置。拍摄的角度越多，医生就越可以清晰地看到患者的大脑情况。

沿用这样的思路，在库欣去世后近 30 年，CT 技术出现了，医生终于有机会清晰地看到人类大脑内部的影像。

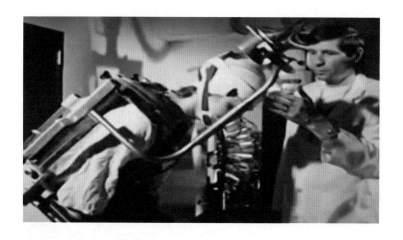

在德国的一家科研机构，技术人员正在测试当今世界最高端的 CT 机，这台机器拥有目前世界最快的检查速度与最高的检测精度。只需 0.4 秒，机器内部的探测器就可以接收到穿透人体的众多 X 光束，形成 5 000 层 X 光片，虽然每一张 X 光片只能展示一个侧面，但如果将 5 000 张 X 光片组合在一起，经由计算机合成，就可以把患者的生理结构精确完整地展示出来。

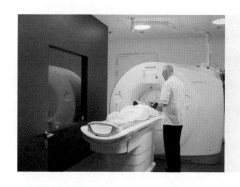

◀ 当今世界最高端的CT机之一

CT 扫描专家弗洛尔·托马斯认为，在临床检查中，CT 相较于 X 射线的优势不言而喻，他说："使用 X 射线检查，我们可以识别关节，以及一些与周围组织对比差别很大的部分。而一些对比度低的部位，如肿瘤和血管则完全看不清楚。但 CT 能清楚地看到每一个断面，不会重叠成阴影，因此，我们可以很精准地区分血管肿瘤与周围的组织。"

不仅仅是 CT 技术，随着科学家的努力，MRI、PET 等更多检查手段相继出现，在它们的协同帮助下，今天的脑部医学影像已经超越了诊断的层面，可以在手术中协助医生进行各种复杂的操作。

术中导航的应用

在 CT 影像的帮助下，医生通过手持的导管，将一种胶状栓塞药物沿赖敏丽的动脉输送到病灶处，提前对血管团的主要供血血管进行血流封堵，以排除术中大出血的风险。

运用术中导航技术，医生将肿瘤位置精准定位在电脑中显示的蓝色区域内，血管畸形团集中在这里，扰乱了赖敏丽脑部血管的压力。因为定位非常精确，只要切除这个部位，神经传导束仍会保持得非常完整，不会损伤大脑。

通过数据融合，CT 与 MRI 等影像技术共同构建出一个虚拟大脑，让医生可以在术中直观地对赖敏丽的大脑进行观察。2 个多小时后，巨大的畸形团被切除，伴随了赖敏丽将近 3 年的不定时炸弹消失了。

CT、MRI 的出现，不仅对神经外科，应该说对医学界，而且不仅是对临床，包括现在的脑研究，可以说都具有划时代的、里程碑的意义，它推动了医学或者是神经科学的发展。

——中国科学院院士 赵继宗

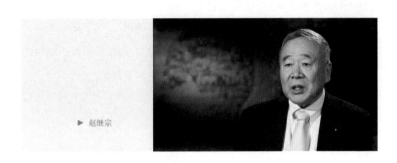

▶ 赵继宗

外科学的发展从来都不是孤立的，它始终同基础科学的发展紧密相关，这一点在神经外科的发展过程中体现得最为显著。

野蛮的额叶切除术

随着人们对大脑的认知，手术逐渐深入颅腔，但是神经外科的发展并不是风平浪静的。在 20 世纪 40 年代，一种叫作"额叶切除术"的脑部手术风靡美国，但是异常粗暴的手术方式对人体造成了巨大损伤。

这种简单粗暴的额叶切除手术，只需 10 分钟左右，甚至无须专门的手术室。医生只需用一个类似冰锥的锥子通过眼窝底部插入患者的大脑，然后前后挪动锥子，切断额叶神经，手术就可以宣布完成。

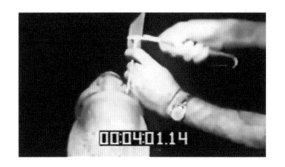

◀ 粗暴的额叶切除手术

　　大脑每个半球分为 4 个叶，额叶是其中最大的一个，占大脑体积的 1/3 左右，切除以后人会失去很多功能，包括很大一部分情绪、性格。

　　在额叶切除术风靡的 10 年间，美国共实施了 4 万～5 万例此类手术，但有许多人因严重的大脑损伤而失去了语言能力、行动能力，甚至生活无法自理。

　　最终，额叶切除术被叫停，人们深刻地意识到，神经外科手术的任何操作都不应该以牺牲大脑功能为代价。

显微神经外科之父——亚萨基尔

　　伊斯坦布尔是横跨欧亚两大洲的知名古城。在伊斯坦布尔的亚洲一侧，坐落着土耳其最大的私立医院之一——叶迪特佩大学医院。

　　每个工作日，92 岁[1] 的马哈茂德·加奇·亚萨基尔都会来医院上班，他或许是这个世界上仍然在工作的、最年长的神经外科医生。

　　从 18 岁到如今的 92 岁，亚萨基尔都在这家医院工作，也一直都在研究大脑。由于年事已高，亚萨基尔已经不再亲自做手术，但他仍然每天花大量时间观摩他的学生图尔做手术。

　　叶迪特佩大学医院神经外科主任图尔说："我和老师亚萨基尔教授几乎每天都一起做手术，他往往一两个小时一言不发。但是他明白我所想的，如果发现我可以做得更好的时候，他就会开口，其言辞总是很精辟，会对那场手术有着至关重要的贡献。"

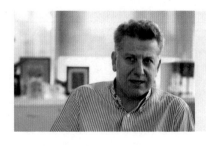

◀ 图尔，叶迪特佩大学医院神经
外科主任

---

[1]　纪录片于2016年拍摄。

和哈维·库欣一样，亚萨基尔也是一位天才型的选手。1924年，亚萨基尔出生于土耳其。后来，他前往欧洲和美国留学，在求学的那段时光里，他完成了一生中最重要的发现。

德国首台显微镜

耶拿德意志光学博物馆是德国唯一一座以光学为主题的博物馆，在这里收藏了许多历史上珍贵的显微镜，其中，最为珍贵的是荷兰显微镜学家——安东尼·列文虎克发明的显微镜，它让人类第一次看到微生物的存在，并且最早记录了肌纤维、微血管中的血流。

300年前，随着显微镜的诞生，人类对于周围世界的观念也被大大拓展。毫不夸张地说，是显微镜成就了现代医学的今天。最终，这一光学领域的重要成果被引入外科手术中。

1953年，第一台通用型手术显微镜OPMI1号问世。这种显微镜能为医生放大成像、提供更好的光照条件及移动操作的可能性。这种新生的外科显微镜很快引起了亚萨基尔的注意。

20世纪60年代，在进行大脑解剖实验时，亚萨基尔发现利用显微镜的放大作用，可以通过大脑褶皱间的缝隙——脑沟，抵达大脑中的任何部位进行手术操作，并且将大脑损害程度降到最低。

大脑的结构中有成百上千亿的细胞，甚至更多，这还只是神经细胞，此外，还有其数量10多倍的其他细胞。有了显微镜之后，我们可以进入大脑的任何部位进行手术，而且根据大脑中脑脊液流动的路径，更轻松地进行手术。

——显微神经外科之父 马哈茂德·加奇·亚萨基尔

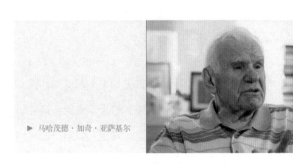
▶ 马哈茂德·加奇·亚萨基尔

经过大量的大脑解剖练习，1967年，亚萨基尔完成了世界上首例在显微镜下深入大脑的动脉瘤手术，对直径仅2毫米的两根脑血管进行了吻合，显微神经外科就此诞生。

今天，包括严重的脑血管动脉瘤、大脑恶性肿瘤等可怕的致命疾病都可以通过显微神经外科手术进行治疗。亚萨基尔的努力，让成千上万的脑部疾病患者拥有了新的希望。

耶拿德意志光学博物馆

　　耶拿德意志光学博物馆位于德国中部城市耶拿。19世纪，这里是德国最著名的光学镜片加工车间，在博物馆的地下一层，还保留着部分车间场景。100多年前，在这里，透镜工匠们用石英砂作为研磨粉，在脚踏的设备上将天然的水晶研磨成型，制造了许多高质量的放大镜片。

　　在博物馆的一层，收藏着世界第一台手术显微镜OPMI1号，它是在1953年由医生和工程师专门为中耳手术研发的。1876年，佩戴式放大镜第一次应用于眼科手术，经过将近100年的改进发展，光学显微镜成为手术中必不可少的有力武器。

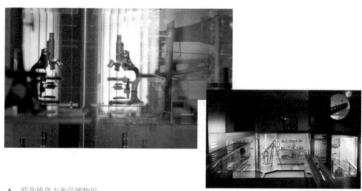

▲　耶拿德意志光学博物馆

神经外科难度最大的脑干肿瘤切除手术

"每本书都是一个世界，每个人的思想不一样，经历也不一样。我觉得我已经够痛苦了，后来发现，原来还有比我更痛苦的人。"25岁的梁浩终于有了大把空闲的时间读书。

梁浩被诊断患有脑干胶质瘤已有3个月，这种生长于脑干深处的高度恶性肿瘤很快让他丧失了自主行走的能力。他来到首都医科大学附属北京天坛医院，希望世界顶级的神经外科医生可以帮助他切除肿瘤。

首都医科大学附属北京天坛医院副院长张力伟是国内脑干肿瘤治疗的专家，对于梁浩的病情，即使在他数以千计的诊断案例中，危险系数仍然很高，他说："梁浩脑子中的肿瘤像一大堆草，上面压了一块石头，这个石头就是附着在恶性肿瘤周围的脑组织，为了去除威胁生命的杂草，需要把石头搬掉。没有石头压着的草，只要还有一点点存活的希望就会重新生长，他的肿瘤恰恰就长在'石头'下，就像树根驻扎在石头下面。"

虽然被告知手术的过程极其危险，且术后复发的可能性极高，但在反复权衡之后，梁浩还是无法放弃希望。

颅底脑干手术是神经外科界公认难度最大的手术，复杂程度难以

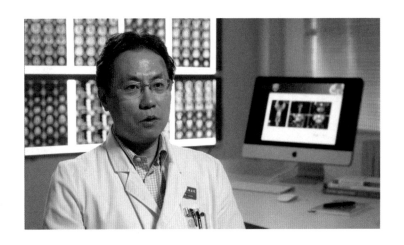

▲ 张力伟，首都医科大学附属北京天坛医院副院长

想象。脑干位于大脑深部，掌管着人的呼吸、心跳等重要功能。大脑深处密布着全身最重要的神经传导束和神经核团，还有两条供应脑部血液的重要动脉也在此经过。手术空间往往只在分毫之间，稍有不慎，就可能导致患者的呼吸和心跳停止。

今天的显微神经外科手术，已经达到了前人无法想象的深度。在梁浩的这台难度极高的颅底脑干手术中，这一特点表现得尤为显著。

提前注入的一种新型荧光染料，让与梁浩脑干交织生长的肿瘤组织在显微镜下的术野中呈现出独特的黄绿色荧光，医生可以在需要的时候，开启显微镜的荧光模式，使其协助医生辨别正常组织和肿瘤的位置关系。

手术后，由于胶质瘤的恶性程度很高，梁浩脑部的肿瘤未来复发的可能性依然很大。对于这样的结果，张力伟这样看待："脑干肿瘤如果单从外科治疗来说，并不是根本性治疗，可能只是在整个治疗过程当中起到一个很重要的作用。但患者哪怕能有短暂的两三年的快乐，对人生有一种新的看法，我们也会努力尝试，让他能够得到这些。"

手术后的梁浩，有一个愿望——徒步去一趟西藏。然而，等待他的是进一步的康复治疗，以及很多未知和挑战。

年轻的神经外科学，注定会充满无数难以言说的伤痛和告别。患者的痛苦、无奈与对生命的渴望，激发着一代代神经外科医生孜孜不倦地寻找真相。

在大脑这个复杂的结构中解除病患，是全世界神经外科医生面临的巨大挑战。在医生的共同努力下，一个全新的神经外科领域正在开拓。

通过电路传递信号的大脑

　　在我们的大脑中，不仅有脂肪、血液、水，还有电。遍布大脑的神经元细胞，就是电源的所在，它们此起彼伏，发射信号。在人清醒时，大脑产生的电量在 10 ～ 23 瓦，足以点亮一只灯泡。

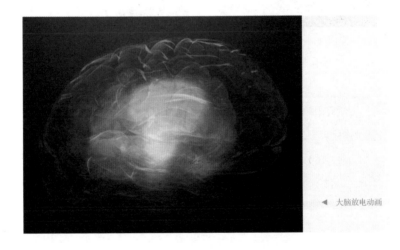

◀ 大脑放电动画

　　美国亚利桑那州太阳城健康研究所遗体与脑捐献部主任托马斯·贝施说："目前，大脑的运作方式远远超出我们所理解的范围。大脑有非常复杂的电路结构，甚至比电子线路要复杂得多。因为电子线路总有开开关关，而人脑中的连接每时每刻都不一样，所以它有上百万，甚至数十亿种连接方式。"

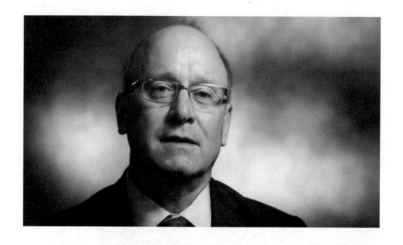

▲　托马斯·贝施，美国亚利桑那州太阳城健康研究所遗体与脑捐献部主任

　　大脑很神秘，人类对它还知之甚少，但是神经外科正与神经系统科学连接起来，帮助我们更加了解大脑。

　　大脑通过电路传递信号，维系着我们身体的运行，控制着我们的行为。一旦大脑发生紊乱，信号受到影响，就会引发各种神经系统疾病，进而影响全身。

　　今天的科学家发现，借助一种电刺激的方式可以改变大脑中的错误信号，新的治疗理念也由此应运而生。

帕金森病患者的脑深部电刺激术

在中国，帕金森病患者大约有 200 万人。在他们的大脑深处，由于一些电路的放电出现异常，身体出现了难以控制的肢体震颤和僵硬症状。严重时，他们甚至会吞咽困难，失去行走等基本的生活能力。

50 岁的帕金森病患者晚秋，患病 14 年，一直依靠为数不多的特效药维持着正常生活。如今，药效已经无法控制她逐渐严重的病情，她决定尽快接受手术治疗，改善目前的困境。

晚秋接受的手术，被称为脑深部电刺激术。一根直径仅在微米级别的电极，是医生应对帕金森病的最新手段。

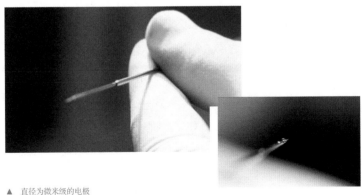

▲ 直径为微米级的电极

手术中，医生并不会切除晚秋大脑中的任何组织，而是通过两个极小的钻孔，向大脑中紊乱放电的部位植入两根电极。电极产生的高频电刺激将改变脑内相应核团的放电模式，改善由此产生的肢体震颤。

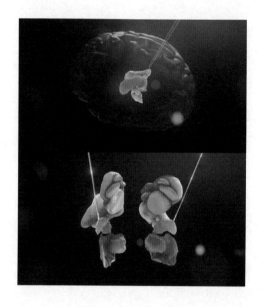

◀ 大脑微电极植入手术动画

为了确保手术不会影响到患者的语言功能，医生对晚秋进行了局部麻醉。在手术中，医生会与她不断地对话。与此同时，医生操作微电极，借助大脑中不同部位的电信号，转换成不同频率的声音，沿着事先设定好的术中导航路线，逐渐向目标病变挺进。经过2小时的手术，伴随晚秋14年的震颤消失了。

在这场手术中，哪怕操作上有1毫米的误差，都会产生迥异的结果。正是因为医生的不断探索，人类对于大脑疾病的治疗才有了更多的可能和选择。

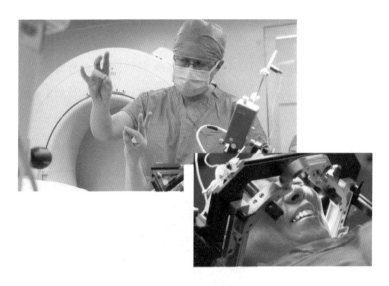

▲　脑电极植入手术

　　然而，关于大脑的秘密仍没有被全部解开，神经外科手术所能达到的极限也无人可知，这是一场至今没有看到尽头的挑战。今天的外科专家和研究者与他们的前辈一样，仍在努力求索。

　　我们应该特别敬畏大脑，敬畏它就要仔细地了解它，只有越深越细地了解它，才能够把握它，或者小心翼翼地不损害它。

　　　　　　　　　　——首都医科大学宣武医院神经外科首席专家 凌锋

▶ 凌锋

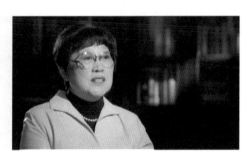

随着社会的发展，人类的寿命在延长，但随着年龄的增长，大脑会逐渐衰老。随之而来的阿尔茨海默病等其他的脑部疾病都是我们下一代将要面临的严重问题，因此，我们若想为他们提供一个美好的未来，现在能做的就是弄清楚病症的来源，并找到解决的办法。

——荷兰皇家神经科学研究所所长 迪克·斯瓦伯

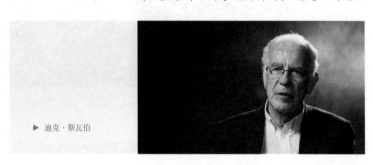

▶ 迪克·斯瓦伯

作为人体功能最为复杂的器官之一，大脑决定着我们用什么样的方式认识自己、认识世界。凭借非凡的意志、耐心和气魄，外科医生用大脑赋予的智慧挺身而出，攻入颅腔，向大脑疾病带来的病痛、无助和死亡勇敢宣战。

了解人脑，就是了解自己。在不断的自我认识中艰难前行，这或许就是医学发展的终极答案。

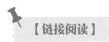

中国人脑库中心（武汉）

在中国人脑库中心，收藏着1 800多例人脑标本，被储存在恒温-80℃的超低温冰箱里面。

目前，人脑库中心的脑组织主要来源于法医尸检和遗体捐献，每年可以收集150~200例。

科学家们正在尝试通过这些人脑组织，了解复杂的神经系统疾病发病机制，以及做各类脑科学研究。

医学的进步，不仅来自医生和科学家的研究创造，也来自每一个愿意把身体、器官奉献给医学研究的普通人。

SURG E

RIES

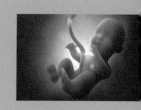

第五章
打开心脏

200 Years of Surgery

我第一次看到跳动的心脏，真是激动人心的经历，那仿佛是在寻找天堂之门。

——美国心脏外科医生 丹顿·阿瑟·库利

引子

据统计，今天每 1 000 个新生儿中，就有 6 ~ 8 个患先天性心脏病，他们中的大多数需要通过手术矫正畸形。

今天的心脏外科医生，看待心脏手术相当乐观："所有的先天性心脏病应该说都是可以治疗的。将先天有缺陷的心脏纠正得与正常人的心脏结构完全一样，称为解剖性的救治。"上海儿童医学中心主任医师张海波如是说。从业 30 年，张海波主刀的小儿先天性心脏病手术达到5 000 多例，最小的患者仅出生后 12 小时。

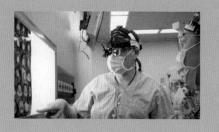

◀ 张海波，上海儿童医学
中心主任医师

但就在 70 年前，张海波的同行们，面对最简单的心脏病变却束手无策，没有人敢打开心脏做手术。

心脏外科是所有外科专业分科中最晚开展的领域，在心脏上做手术究竟有多难，这 70 年究竟发生了什么？一切都要从心脏这个人类独特的器官讲起。

【链接阅读】

婴儿心脏手术

刚刚出生1个月的依依，被发现患有"右心室双出口"先天性心脏畸形。正常人的主动脉与左心室连接，血液经过氧合，进入左心室，通过主动脉输送到全身器官。而依依因为主动脉长到右心室上，导致心脏无法泵出有氧血到全身器官，如不及时手术就会有生命危险。

手术将重建依依的心脏结构，如果将最复杂的手术定为100分，这个手术难度可以达到90分。

经过6小时的手术，医生将依依先天错位的血管缝合到了正确的位置。如无意外，度过手术后的危险期，依依的身体将和正常的孩子无异。

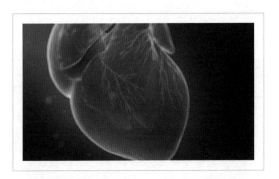

探秘心脏

在美国明尼苏达大学医院的一间实验室里，研究人员正在做一项不可思议的动物实验。

一颗猪的心脏在被切下后，通过生化手段和电刺激，科学家们将它在体外环境下重新激活、复跳。

美国明尼苏达大学医院是世界上第一例打开心脏手术的发生地，也是世界心脏基础科学研究最重要的实验基地之一。

在这间被称为心脏可视化实验室的地方，研究人员将一个视频内窥镜放进离体复跳的心脏里，就可以观察到心脏的工作模式。在自然界中，不论是功能、结构，还是大小，猪的心脏与人类的心脏都最为接近。

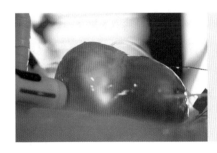

◀ 复跳猪的心脏，观察心脏活动

在镜头下，我们可以看到心肌组织、三尖瓣等心脏内部组织，瓣膜就像一扇有节奏开合的门，它的作用是保证血液朝着一个方向流动，不会倒流。而瓣膜打开和关闭时响起的声音，就是我们平时听到的心跳声。

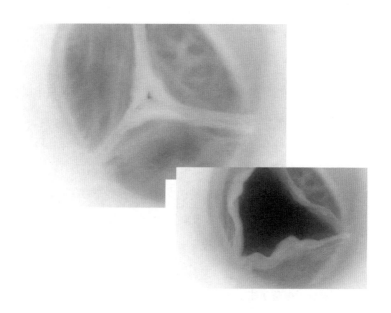

▲　一开一阖的心脏瓣膜

跳动的心脏像一个设计精良的泵，有着最高效率的泵血机制。正常情况下，一个普通成年人的心脏每分钟跳动 70 次，带动体内的 5 升血液，在总长 9.6 万千米的血管中循环。

一方面，心脏有节奏的跳动是我们生命的象征；另一方面，这与生俱来的跳动却成为外科医生们无法逾越的障碍。

只有6分钟打开心脏的时间

19世纪末，外科学正在经历第一个黄金发展时期。柳叶刀已经深入到人体的四肢、腹腔，甚至大脑，但是对于胸腔内的心脏，外科医生的态度要谨慎得多。

在大量的手术实践中，医生提出外科手术的两个前提：手术刀触及的器官必须静止，手术视野清晰无血。这两个条件是外科医生可以冷静思考并从容开展手术的前提。但在心脏上动刀，恰恰是这两个原则的悖论。

心脏停跳之后，人体氧的交换就会停止，血液动力学就停止了。如此一来，整个人的生命活动就无法维系。

——中国工程院院士 胡盛寿

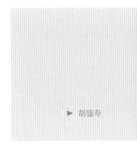
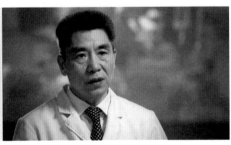

▶ 胡盛寿

突破来自一位加拿大医生比奇洛。也许是受加拿大常年冰天雪地气候的刺激而产生灵感,比奇洛做了一系列动物低温麻醉的实验。他发现体温下降时,身体对血液氧气的需求就会减少,从而血流变慢,心脏有可能会出现短暂的停跳。在这个时间内,外科医生可以打开心脏做手术,但是时间最多只有 6 分钟。比奇洛的方法很快被应用到心脏手术中。

1952 年 9 月 2 日,在美国明尼苏达大学医院的手术室里,一名叫杰奎琳·约翰逊的 5 岁女孩接受了这种低温打开心脏的手术。当女孩的体温降到 28℃时,她的心率由原来的每分钟 120 次降低到每分钟 60 次。医生开始打开杰奎琳的胸腔,用 5 分半钟的时间缝合好她左右心房之间的缺损。11 天后,杰奎琳·约翰逊痊愈出院,她的心脏杂音消失了。随访 33 年后,患者健康状况良好,有了 2 个孩子,甚至做过木匠的工作。

第一例打开心脏手术的成功,极大地鼓舞了心脏外科医生,在整个 20 世纪 50 年代,医生们运用这种方法治疗了大量简单的先天性心脏缺陷。加拿大多伦多和美国丹佛的治疗中心成为开展和使用这一技术的翘楚,并在婴幼儿的心内直视手术中报道了惊人的低死亡率。

但是,这样的成功并不能掩盖低温手术的先天不足。

上海儿童医学中心主任医师、小儿心胸外科创始人丁文祥教授是中国最早做心脏手术的医生之一,他仍然清晰地记得当时用低温方法打开心脏的场景。

"当时,我们把敲碎的冰放到患者所在的洗澡盆里,当患者的体温降到一定的温度时,再将患者抬出来。进行手术时,麻醉医生手中

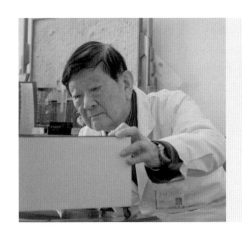

◀ 丁文祥，上海儿童医学
中心主任医师、小儿心
胸外科创始人

有一个赛跑时使用的上海牌码表，把血阻断后，他就开始报'1分钟、2分钟、3分钟'，等到5分钟时我心里就慌了，手术得赶快做。在这样的低温条件下，只能做非常简单的手术。"

　　面对更为复杂的心脏疾病，人们意识到，如果无法给予外科医生充足的手术时间，心脏外科势必只能停留在非常初级的阶段。如何超越心脏手术的时间极限，成为困扰医生的首要难题。

约翰·吉本研制人工心肺机

　　其实，在了解心脏外科手术的两个必要条件——无血术野和心脏停跳之后，早就有人想到利用一台机器在手术时承担心脏和肺脏的功能，在体外进行人体循环，维系心脏手术患者的生命体征。这就是"人工心肺机"或者"体外循环机"的最初构想。

　　1930 年，27 岁的美国医生约翰·吉本分管一位肺栓塞的患者时，亲眼看到患者的发病过程和死亡过程后，深受刺激。吉本后来回忆说："患者为求生而挣扎的情景深深震撼了我，但我无能为力。当我注意到她的血管逐步膨胀，血液颜色也愈来愈黑时，很自然地想到这时若能将这些血液用任何方法持续抽出，去除二氧化碳，加入氧气……我们应该绕过血栓，在患者体外做一部分心和肺的工作。"

　　1934 年，吉本成为马萨诸塞州总医院的住院医师，获得研制人工心肺机的准许后，和自己的妻子兼助手玛丽·霍普金斯开始了艰苦的研究。他们用橡胶、玻璃、废金属、自制瓣膜、橡皮手指套等零星实验杂物制成了一台"人工心肺机"。

　　到 1935 年，他们已经做到机器代替心肺，使猫的心脏在体外循环下停止搏动，39 分钟后恢复循环功能。

1952 年 2 月，也就是在杰奎琳·约翰逊的低温打开心脏手术实施之前，吉本已经开始了人工心肺机的临床尝试。一个 15 个月大的女婴因巨大房间隔缺损而住院。吉本用人工心肺机做体外循环转流后切开右心房，这个过程非常顺利，人工心肺机开始承担患者的身体循环。但意外的是，女婴并没有房间隔缺损，而当吉本打算做其他部位探查时，女婴不幸死亡。人工心肺机的第一次使用，因为误诊以失败告终。

一年以后，1953 年 5 月，经过病例挑选和周密计划，吉本再次用人工心肺机转流 26 分钟，为一位患有巨大房间隔缺损的 18 岁女孩实施修补手术，这一次，手术成功了。

然而随后的两例手术又均告失败。要制造一台机器，替代人体精密的器官功能，谈何容易？吉本经过 20 多年的努力，人工心肺机仍然存在不稳定的因素。更加令人心灰的是，同一时期，另外几个独立的研究者在体外循环下尝试简单心内修补的努力，也因为意料之外的令人费解的死亡而归于徒劳。绝望的吉本对人工心肺机的临床应用彻底失去信心，告别了他已倾注 20 余年心血的研究领域，从此再也没使用过心肺机，没进行过心脏手术。

这是心脏外科历史上的至暗时刻。

李拉海的活体交叉循环手术

　　韦恩·米勒是一位作家，他曾用7年的时间写完了他引以为傲的传记作品——《心脏之王》，书中讲述的是世界心内直视手术的先驱、美国心脏外科医生克拉伦斯·沃尔顿·李拉海的传奇故事。

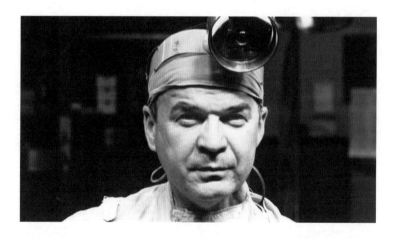

▲ 李拉海，世界心内直视手术的先驱，美国心脏外科医生

　　这是一个探寻的故事。一些人认为心脏手术是不可能的，一些人称它是谋杀。它大部分发生在20世纪50年代至60年代早期，正

是把第一艘飞船送入太空的时候。心内直视手术最好的先驱和早期的航天员有很多共同的经历……

——韦恩·米勒《心脏之王》

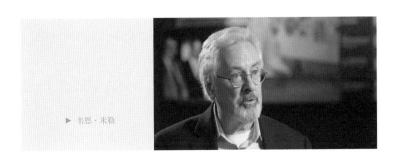

▶ 韦恩·米勒

在写书过程中，米勒与住在明尼苏达州的迈克·肖恩结下了友谊。肖恩是李拉海的一位非常特殊的患者，是李拉海医生传奇人生中的见证者。

1954 年，10 岁的肖恩被查出患有严重的先天性心脏畸形，后来他住进了李拉海所工作的医院。当时的心脏外科还停留在 6 分钟的低温手术阶段，人工心肺机的研发又遭遇低谷，没有医生敢为肖恩做手术，等待他的只有死亡。

李拉海也在关注人工心肺机的研发，他同样认为这对于心脏外科来说是一个伟大的构想和实践，只是时机尚未到来。然而，在它技术没有成熟之前，医生也不能因此停下心脏手术的实施，毕竟还有很多处在生死边缘的患者正在等待救治。

灵光乍现的思路，来自李拉海的助手。1953 年秋季的某一天，李拉海发现这位昔日的得力助手最近有点儿心不在焉，询问之下得知，原来是助手的妻子怀孕了。这位助手因为时常想着他的妻子和尚在腹中的胎儿，有点儿分心。李拉海和助手聊天时，无意间提到胎盘——胎儿通过胎盘与母体进行血氧交换，出生以后才有自己完整的血液循环系统和独立的呼吸系统，而如果能够模拟胎盘原理，建立一个供体，就可以为手术中的患者提供生命支持。

简而言之，它和人工心肺机的原理相似，只是这次是活的人体担任人工心肺机。

在当时，这是堪称疯狂的想法——让患者的血流入捐献者健康的心脏并由之处理后，再输回患者的身体。这期间，患者的心脏处于停跳状态。

李拉海将这一方法称为"活体交叉循环技术"，他用自己的职业生涯作为赌注，在低迷的局面中杀出了一条血路。

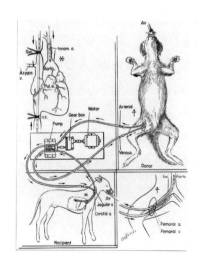
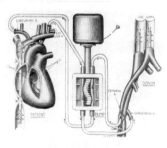

▲　活体交叉循环医学原理示意与动物实验示意

这一想法刚一抛出就引起轩然大波，这对已有的临床医学外科实践体系是一个极大的背叛。出于伦理学的考量，让一个"无辜"的健康人在手术室里冒着潜在的危险（不管多么小）作为供体循环，哪怕只是暂时的，也是不能被接受的。有些批评者甚至说："你们想要创造历史吗？想要做外科历史上第一个可能死亡率为 200％ 的手术？"

使用"活体"的方式虽然引发了巨大的争议，却给了处于绝望中的患者父母一丝曙光。1954 年，在患者亲属的支持下，李拉海的想法首次在人体上付诸实践，并获得成功。作为供体的，都是心脏病患儿的父亲或母亲。

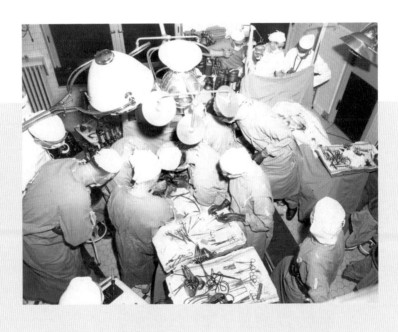

▲　1954年3月26日，李拉海团队实施了第一例活体交叉循环手术

肖恩并不是李拉海实施交叉循环的第一例患者,因他的血型特殊,父母无法成为他的供体。经过多方寻找,一名叫霍华德·霍尔茨的29岁小伙子自告奋勇,为素不相识的肖恩甘愿冒险做供体。

　　1954年,改变肖恩命运的手术开始,肖恩和霍华德的血管被连接到一起。在霍华德心脏的接管下,李拉海打开了肖恩的心脏。如术前诊断一样,李拉海看到威胁肖恩生命的心脏缺损,并进行了修补。

　　被他人诟病的最大风险——患者和供体同时死亡的情况没有发生,手术成功了。

　　1954年,共有45名濒临绝境的患者接受了李拉海的活体交叉循环手术,包括肖恩在内,有28名患者幸运地活了下来。

　　此后肖恩结婚生子,有一份广告公司的工作,和志同道合的人组成乐队,经常排练演出。回首曾经的岁月,肖恩觉得他基本上以健康的身体状况做完了这一生中想做的所有事情。他拥有一个美满的家庭,拥有了他想拥有的一切。

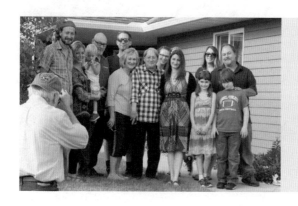

◀ 迈克·肖恩与家人

肖恩一家和霍华德一家保持了终生的友谊。2015 年，90 岁高龄的霍华德在家中去世。

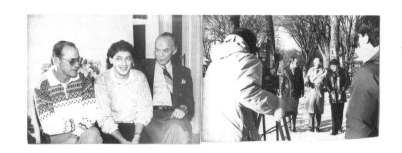

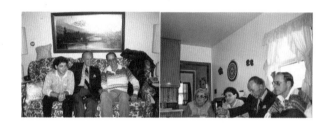

▲　20世纪90年代，李拉海、霍华德和肖恩母子重聚

李拉海的活体交叉循环技术，证明了在手术中用其他设备代替心脏工作的思路是可行的。从此，一度濒临绝境的对心脏外科的研究得以继续。

1958 年，人工心肺机正式研制成功，并在临床上推广应用。长期以来钳制着心脏外科发展的天然瓶颈终于被突破，这是人类最伟大的发明之一。从此，千百万的心脏重症患者有了重生的机会。

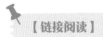
在人工心肺机下更换主动脉的手术

孙凤是一名主动脉夹层瘤患者，在他体内，与心脏相连的主动脉血管出现了病变。流动的血液不断冲击越来越薄的血管壁，管壁一旦破裂，他就会在几分钟内因大出血而死。

救治孙凤唯一的方法，就是用人工血管替换主动脉血管。主动脉与心脏的关系，就如同水龙头和水管，要替换主动脉，必须让心脏停跳。更换主动脉的手术至少需要7小时，为了保护脏器，北京安贞医院心脏外科中心主任医师孙立忠在手术中采用了"深低温，停循环"的方法。在手术中，需要把孙凤的体温降到24℃，他体内本应流经心脏的血液，被管子引入人工心肺机，在至少4小时里，孙凤的生命体征完全由人工心肺机支持。

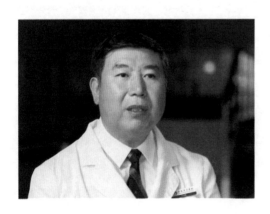

◀ 孙立忠，北京安贞医院心脏外科中心主任医师

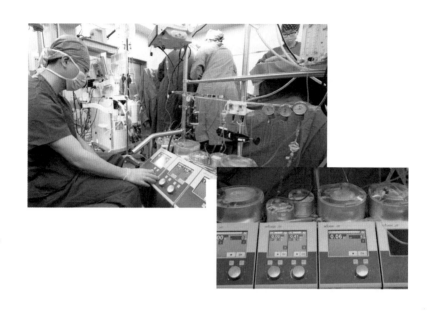

▲ 暂时代替心脏工作的人工心肺机

1958年,人工心肺机在临床上推广应用。这是人类最伟大的发明之一,无数像孙凤这样的患者,因此受益。

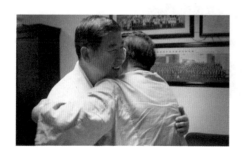

◀ 患者孙凤对医生孙立忠的感恩拥抱

心脏与电

心脏外科取得的突破，也为人们认识心脏提供了更多可能。人们发现，心脏是一团强有力的肌肉，它不分昼夜地跳动，源于心肌上一些特殊的细胞——起搏细胞。

在心脏成形之前，起搏细胞就在3周大的胚胎里开始跳动。它们在心肌中产生精准排序的电波，控制心脏的收缩，于是心脏开始了有节律的跳动。心脏跳动一旦发生紊乱，就可以用电的刺激让它恢复正常。

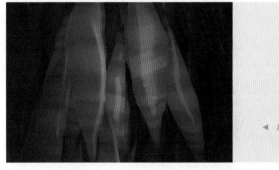

◀ 起搏细胞

在心脏外科手术大量开展的同时，李拉海等手术医生也发现，在手术中不可避免地会对心脏的电传导造成损伤，这种损伤一样能致命。

有时患者本已通过心脏外科手术改善了原有的疾病，如室间隔缺损，却死于手术的并发症——心脏传导阻滞。

心脏外科的需求，直接推动了心脏起搏器的发展。

在心脏研究实验室里，工程师们试图将一个胶囊大小的东西放进实验动物的心脏里。这是目前世界上体积最小的心脏起搏器，或许也是最为先进的心脏起搏器，被命名为 Micra。

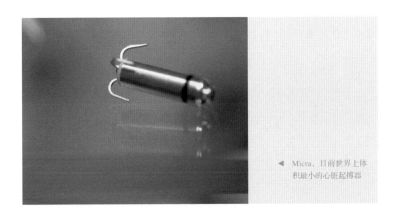

◀ Micra，目前世界上体
积最小的心脏起搏器

通过视频内窥镜可以看见，微型心脏起搏器从外壳中伸出尖叉，紧紧抓住心壁。强大而稳定的固定力，可以让它牢牢站立在心脏里面。

比起它的前代产品，这种无导线心脏起搏器最大的优势就是不必打开体表，而是通过血管被送入心脏，而且它没有伸出体外的导线，也减少了感染的风险。

作为人体血管的源头，心脏独特的构造为心脏手术提供了另一种可能。

心脏与电的研究

18世纪就已经有利用电击来刺激心脏的初步尝试。一位意大利医生发现，电可以使离体的青蛙腿发生抽动，于是人们隐隐觉得电与生命可能存在某种未知的神秘联系。到1875年，学者们对心脏的电生理机制有了更深入的认识，法国人马雷已经可以利用毛细静电计对动物的心电信号进行描记。到了20世纪20年代，心脏起搏器的雏形开始出现。

1932年，美国人艾伯特·海曼独立设计了手摇电力系统的起搏器，并将其命名为心脏起搏器，这个名字沿用至今。

1957年，在开创心脏外科活体交叉循环手术的李拉海医生的主导下，世界上第一台可移动、由电池驱动的心脏起搏器诞生。

心脏导管手术

中国医学科学院阜外医院是全球规模最大的心血管病治疗中心，每天都会有数千名心脏病患者慕名前来求诊。面对各种复杂的心脏疾病，如今的心脏手术在方式上已经实现了前所未有的突破。

阜外医院心脏内科心律失常中心主任医师方丕华开始了一天的第一台手术。他熟练地将一根细长的导线插入患者的静脉，在 X 射线的

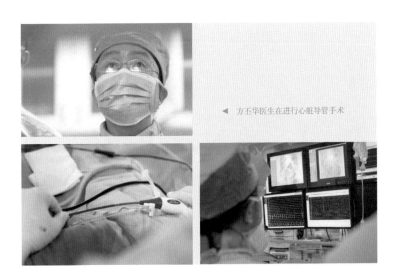

◀ 方丕华医生在进行心脏导管手术

指引下，他不断地调整角度，直至导线准确地抵达患者心脏内部的病变位置。在这里，有一些心肌细胞的放电正处于异常状态，而这正是让患者心脏难受的原因，如果不及时治疗，患者的病情会进一步加深，最终将引发心脑血管梗死。

随着导线末端一个隐藏球囊的打开，-80℃的氧化亚氮被瞬间注入，放电的心肌细胞迅速被冷冻消融，患者的心脏也随之恢复正常。

今天，医生们可以用这样看起来充满想象力的方式，结合医疗器械的创新，进入患者的身体进行治疗。无须全麻，更不会给患者身体造成大面积的伤害。

介入治疗是心脏治疗历史上继人工心肺机之后第二个里程碑式的发明。同李拉海开创的活体交叉循环技术一样，介入技术的开端同样也是由一个看似天马行空的鲁莽冒险开始的。

将导管插入自己心脏的人

　　在德国汉诺威市，80 岁的医学教授乔治·福斯曼至今仍然清晰地记得 1956 年 10 月的一个夜晚。

　　一位先生突然来访，并告诉乔治·福斯曼他们一家明天会有一件大事发生。第二天，他和家人们照常上学、上班，忽然从收音机里得知，父亲沃尔纳·福斯曼获得了诺贝尔奖。他们被电话叫回家，准备去瑞典参加颁奖典礼。

　　在乔治·福斯曼的印象中，父亲沃尔纳·福斯曼是一名普通的泌尿科医生，每天和母亲一起早出晚归，在远离城市的小诊所上班。他和家人从未想过，父亲有一天会获得诺贝尔奖。

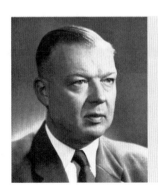

◀　沃尔纳·福斯曼

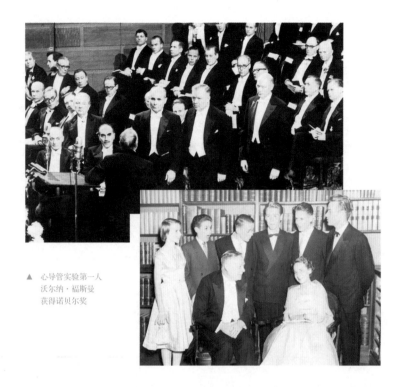

▲ 心导管实验第一人
　沃尔纳·福斯曼
　获得诺贝尔奖

▲ 沃尔纳·福斯曼一家在诺贝尔颁奖礼之前的合影

　　这次得奖，其实源于沃尔纳·福斯曼年轻时一次前无古人的实验。

　　1929 年，25 岁的沃尔纳·福斯曼在一篇论文中读到，有人曾在马的身上完成了将细导管经由静脉插入心脏的试验。他立刻决定将这个试验引入人体，因为这或许是一种为心脏注射药物的安全方式。

　　德国勃兰登堡州的埃贝尔斯瓦尔德市是一座小城，1929 年夏季的一天，年轻的沃尔纳在这里开始了他大胆的冒险。

沃尔纳用手术刀切开了自己的静脉，然后将一根无菌导尿管插入到静脉 30 厘米处。随后，他走到楼下的放射室，借助 X 射线荧屏的跟踪观察，继续将导管深入到静脉 65 厘米处，直到导管进入右心房，拍下了一张 X 射线片。

　　此前从未有人这样做过，甚至从未有人这样想过。作为一名医生，沃尔纳非常清楚这种行为的危险性，导尿管在穿过身体的过程中有可能会引发出血，甚至会威胁生命。

　　而沃尔纳的信心则来源于他从医初期做过大量的尸体解剖工作，他非常熟悉人体血管和心脏的结构和位置关系，同时，他曾在泌尿外科工作过，对导尿管的使用方法烂熟于心。

　　在这张人类历史上的第一张心导管影像上，人们可以看见插进身

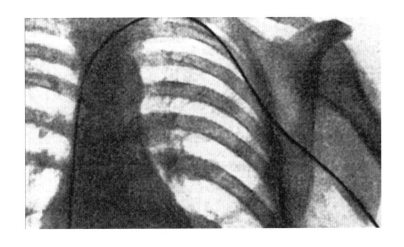

▲　人类历史上第一张心导管影像

体的导管，顺着血管，回到血液的源头——心脏。这样的想法，被沃尔纳先后实验了9次。随后，沃尔纳向德国《临床周刊》发表论文，证明心脏导管术的可行性。

但他没有收获意料之中的鲜花和掌声。反对声浪淹没了年轻的沃尔纳，人们认为沃尔纳的身体实验简陋而危险，是在哗众取宠。他在德国甚至无法谋得一份正式的医生工作。

超越时代认知的行为，带给他的是职业上的毁灭性打击。终其一生，沃尔纳都只是一名普通的泌尿科医生。后来，他和家人一起搬到黑森林，开了一家小诊所为生。

虽然沃尔纳无法继续探索心脏导管技术，但他的想法却漂洋过海，引起了同行们的注意。两位美国医生根据沃尔纳的论文，改进导管器械，让它变得更加安全有效，并且推广实践，人们才重新意识到心脏导管实验的重要性。第二次世界大战之后，沃尔纳的方法已经在美国的医院中广泛使用。

1956年，52岁的沃尔纳和两位美国医生一起获得了诺贝尔生理学或医学奖。没有人知道，这迟到的荣誉能否弥补这位开拓者心中的遗憾。

目前，所有的心血管通过介入的诊断和介入的治疗都是建立在沃尔纳·福斯曼最早的操作基础上的，他开创了一个介入的时代。

——中国科学院院士 葛均波

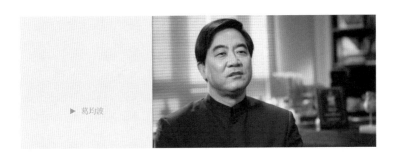

▶ 葛均波

介入技术的发展，使过去传统的只有通过开刀才能完成的很多手术得以改变。这项技术最终让患者得以受益，同时也告诉心脏外科不能严守过去的老套路——做那种创伤大的手术，而要促使心脏外科朝着越来越微创化的方向发展。

——中国工程院院士 胡盛寿

随着心脏手术技术的发展，现代的医生已经可以从容地解决心脏出现的各种难题，但是这个掌管生命的器官，发生的病变依然是威胁人类健康的头号杀手。据统计，全球死亡人数中，有30%是心血管病患者。面对复杂的心脏疾病，人类依然步履不停。

"人工心脏"带来的希望

　　21 岁的叶沛霖住在香港九龙的慈云山，他每个月都会抽出一天的时间，横穿大半个港岛，前往香港玛丽医院接受复查。

　　在去医院的路上，叶沛霖时刻都要小心保护好他随身携带的黑色背包，他会选择乘客少的车子乘坐，以免有碰撞，因为背包里装的是他的"生命源泉"。

　　两年前，正在读高中的叶沛霖突发遗传性的肥厚型心肌病，这种疾病会让心脏无法泵出足够的血液，最终导致心脏衰竭。

　　尽管叶沛霖被第一时间列入等待心脏移植的名单中，但为了让他能够坚持到心脏移植的那天，医生决定先在他的心脏上安装一个人工心脏。

　　这是目前全世界最小的人工心脏，内部有一个特殊的金属叶轮，在电力的驱动下，叶轮的旋转可以代替心脏收缩，将血液泵到全身。这个看似简单的装置，凝聚了几代科学家的心血。

　　年轻的叶沛霖是幸运的，他的各项身体指标正好符合安装人工心脏的严苛标准。

　　手术成功了，叶沛霖的生活并未受到太大的影响，他可以外出，

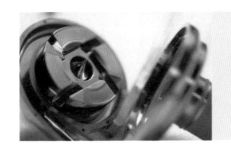

◀ 全世界最小的人工心脏

甚至可以进行一些简单的运动。

两年中，他需要定期去医院进行严格的复查。一根电线的一端连接着人工心脏，另一端则连着提供动力支持的电池组。为了避免创口感染，他每天都要进行创口的清洁。

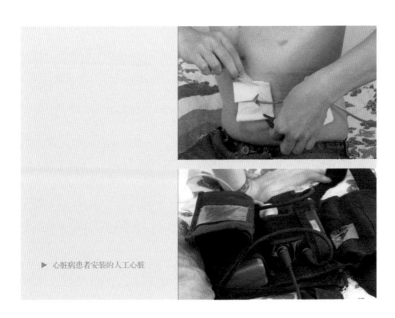

▶ 心脏病患者安装的人工心脏

虽然每次出门需要携带将近5千克的背包，每天晚上也需要为人工心脏插上电源再入睡，但他年轻的生命因这个小小的装置而得以延续。如今，叶沛霖一边在学校担任义工，一边满怀希望地等待着心脏移植机会的到来。

 【链接阅读】

"人工心脏"的发展历程

终末期心力衰竭曾是一种令人绝望的不治之症，好在科学家们从未停止过拯救心脏的长征。经过半个多世纪的探索，人工再造"半颗心"（左心室辅助系统）或"整颗心"（全人工心脏）已经从梦想变为现实。

1957年，荷兰医生科尔夫在动物实验上，首次使用"人工心脏"。

1982年，61岁患者克拉克被置入第一颗永久性全"人工心脏"，存活了112天。

2001年，第一颗完全内置式"人工心脏"被首次置入人体。

2014年，便携式电源被批准用于一种临床稳定的"人工心脏"，患者可以摆脱笨重的控制器和全程住院的命运，背着重6千克的电源回家过上接近正常的生活。

慢性病患者的长跑比赛

美国明尼阿波利斯市一年一度的全球英雄长跑比赛，是全球规模最大，也是最知名的慢性病患者的体育赛事。这些参赛者的体内都被植入了不同的医疗器械。

医疗科技的进步，让曾经的心脏病患者也可以参加长跑。他们勇敢地接受来自身体的挑战，也传达着健康生活的理念。

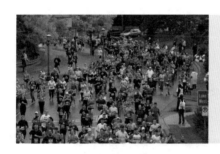

◀ 参加长跑比赛的慢性病患者

从人工心肺机的发明，到介入技术的发展，再到人工心脏的直接应用，这是一个异想天开者的世界。在与病魔斗争的过程中，医生们要与陈旧的观念对抗，也要与匮乏的想象力作战，在无数的障碍、挫折和失败面前，唯一的解决方法就是坚持。

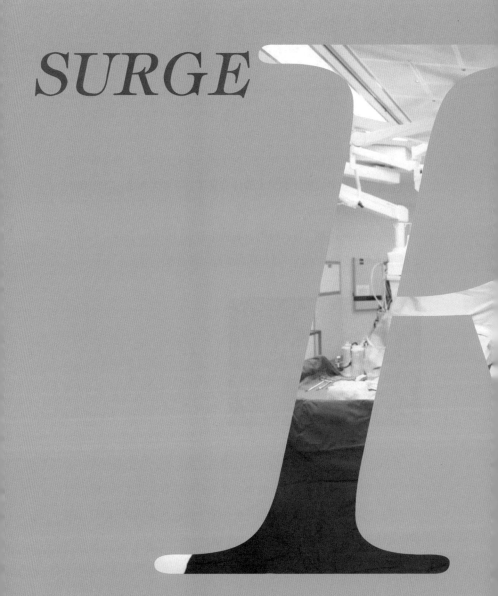

SURGE

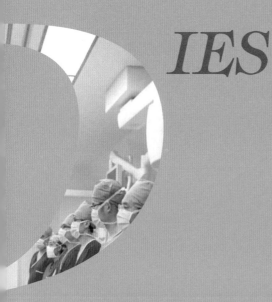

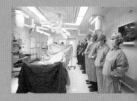

IES

第六章

生死 "器" 约

2 0 0   Y e a r s   o f   S u r g e r y

生而为人，我们知善恶，懂得行善举帮助他人，这是隐藏在每个人心中
的天性。移植手术挖掘了人们隐藏的天性，使得这份真善得以展现。人
们会为他人捐献器官，为他人开启人生的新篇章，这是非常值得被尊重
的善举。

——国际移植协会前任主席 弗朗西斯·德尔莫尼科

引子

"今天是他捐献器官、奉献爱心，让生命延续的一个有意义的日子。现在默哀致敬。"

在手术开始前，全体医护人员向手术台上的捐献者默哀致敬，这是器官捐献手术才拥有的专属仪式。

这名因车祸去世的男子无偿捐献了自己的肺脏。在冰块和灌注液的低温保护下，仅能为它们争取 6 ~ 7 小时的转运时间，而它们的新主人，却远在几百公里之外。一场生命的接力赛开始了。

时值春节返程高峰，获取肺脏的转运医生不敢有片刻耽误，终于赶上了最后一班高铁。人流如织的车厢中，没有人会注意到那个与普通行李箱极为相似的器官转运箱，更不会想到，那里面珍藏的是一份生命的馈赠。

经过 5 个小时的路途，高铁与救护车的无缝连接，这对健康的肺脏终于到达旅途的终点——无锡市人民医院。在这里，它们通过移植手术，从沉睡中再次复苏，让一位重度肺衰竭的老人重获新生。

移植手术被誉为 20 世纪最伟大的医学奇迹之一。今天，外科医生已经可以突破极限，实现对器官的再利用，这是人类互助的巅峰，无数患者因此受益。

虽然距离世界上第一台成功的器官移植手术只过去了短短的 60 余年，但是在现实世界之外，对移植的憧憬早已植根于远古人类的想象之中。

【链接阅读】

人体捐献器官转运绿色通道

受制于现在的医学技术，可移植器官耐受的最大缺血时间有限。据了解，肝脏耐受冷缺血时间（器官开始冷灌注保存到移植后开始供血的时间）上限大约为12小时，而心脏仅为6~8小时。缺血时间越长，器官质量及手术成功率越低。

因此，从获取可移植器官到器官转运，从切除受者患病器官到最终的移植手术，每一环都必须紧密衔接。

为了将转运环节对移植质量的影响减少到最低程度，在著名肺移植专家陈静瑜的倡议下，2016年，中国决定建立人体捐献器官转运绿色通道。

以飞机转运为例，在紧急流程下，航空公司会启动应急预案，为转运医生快速办理登机手续、优先通过安检登机。在飞机起飞后到达机场，由航空公司负责协调安排改签临近航班。航班延误时，除天气因素等不可抗力外，由航空公司协调承运人体捐献器官的航班优先起飞。

类似的应急预案在铁路、公路转运中也相继推出。这些举措实现了人体捐献器官转运的快速通关与优先承运，提高转运效率，保障转运安全，减少由运输原因造成的器官浪费。

截至2019年，绿色通道建立的3年间，器官转运时间平均缩短1~1.5个小时，全国器官共享率总体上升7.3%，器官利用率提高6.7%，数以千计的终末期器官衰竭患者得到救治机会。

印度象神节

　　9月，印度的雨季接近尾声，一年一度的象神节即将到来。卡维特卡父子是专门制作神像的工匠，装饰象神的头颅，是他们工作的重要部分。

　　在印度教的诸神里，象神是非常受欢迎的神祇之一，尤其因为它的面容讨喜，很受孩子们的喜欢。

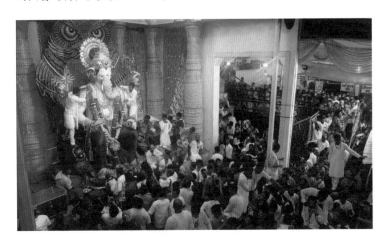

▲　印度象神节

相传，在一次误会中，印度教毁灭之神湿婆的儿子伽内什失去了自己的头颅，借由大象的头颅才得以重获新生。从此，兼具象头和人身的象神拥有了铲除一切困难险阻的庞大力量。

人们希望通过把象神带回家敬拜，以此得到赐福。

事实上，类似的神话传说比比皆是。在很多不同的文明里，都有移植器官的想法：一个人可以与其他生物的器官结合在一起。比如说埃及神话中的狮身人面像、中国神话中人面蛇身的女娲等。在古希腊文化中把这结合叫作嵌合体。

如果说对庞大力量的崇拜是人类对于移植的最初渴望，那么真正让移植走进现实的，却是医者对于病患的悲悯和救赎。

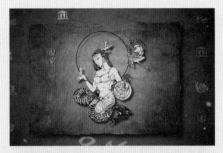

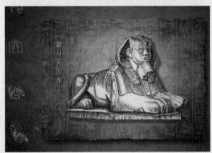

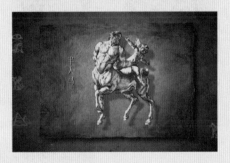

▲　神话传说中的器官移植

塔利亚科齐的鼻再造术

　　始建于 1088 年的意大利博洛尼亚大学，是西方最古老的大学，它拥有世界上第一个人体解剖教室。在教室的四周，环绕着许多全身塑像，那是西方古代著名的医生。其中，一尊左手捏着鼻子的雕塑特别引人注目，他就是以精妙的鼻再造术而闻名于世的加斯帕雷·塔利亚科齐。

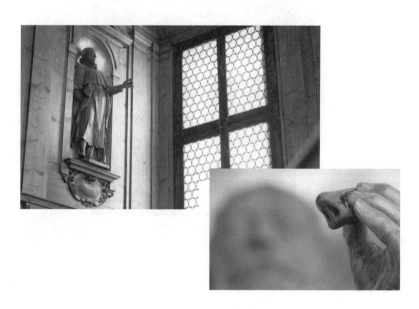

▲　加斯帕雷·塔利亚科齐，以精妙的鼻再造术闻名于世

不要小看这枚小小的鼻子，在塔利亚科齐生活的时代，鼻子上的疾病可是件麻烦事儿。

意大利帕多瓦大学的医学史教授毛里齐奥·利帕博纳蒂对这段历史有着非常深入的研究，他说："有一些疾病，比如，梅毒和麻风会腐蚀人的面部，从而导致人脸变成狮子脸状；有很多种罪犯都会被处以削鼻，致使他们无论走到哪里大家都知道他们做了坏事……"

塔利亚科齐对这些患者深表同情，他不顾教廷的反对，决定帮助他们缓解痛苦。在他撰写的《植入手术纠正缺陷》一书中，详细介绍了鼻再造手术的过程，其中有世界上最早的鼻部整形手术插图。

手术的第一步，是在患者的左胳膊上划出一个长方形，把皮肤掀开；然后再将左胳膊抬起来贴近脸部；最后，将掀起的皮肤恰当地缝合在鼻子的位置上。

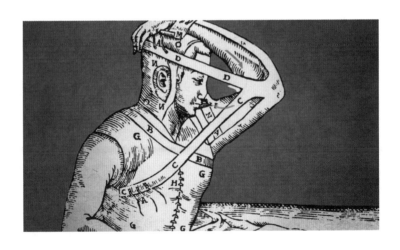

▲　世界上最早的鼻再造术示意图

这种古怪的姿势，可以让胳膊的血液循环维持皮肤的生存。可想而知，这是一个非常煎熬的过程。因为在切断血供之前的几周时间里，患者必须每时每刻都要让胳膊尽可能地贴近鼻子。几周后，创面位置建立了新的供血，医生就会将皮肤与胳膊的血供切断，进行下一步的形态修复。

这个看似笨拙实则精妙的设计，是人类最早的移植尝试之一。但是，这种堪称先驱的行为，在当时引起了轩然大波。一部分宗教人士笃信鼻子的缺失是来自上帝的惩罚，而医生的救治冒犯了上帝的旨意。塔利亚科齐在死后甚至遭到弃尸荒野的惩罚。

幸运的是，宗教的压力并没有让医学止步，人们对此进行了一次又一次大胆的尝试。但当他们试图进行异体间的组织和器官移植时，困境也纷至沓来。

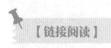

【链接阅读】

印度的鼻再造术

最早的鼻再造术，起源于古印度。

成书于公元前5世纪的《妙闻集》，是古印度重要的医学典籍，其中囊括了印度外科医生独立创造出的各种外科手术。

《妙闻集》中提到了再造鼻子的基本方法。先从额头切下一片叶形皮瓣，同时确保皮瓣靠近鼻端的部分不要完全断裂，依然附着在前额上，然后将剥离的皮瓣翻转下来盖住鼻子并缝合。开始阶段，皮瓣的营养全靠与额部连接的血管供应，数周后，受区创伤面可以在局部形成对皮瓣的血供滋养，此时把原来的血供切断，进行下一步的形态修复……

据说，鼻再造术之所以最早从古印度开始，是因为古印度有一项刑罚：通奸的男女要被判以削鼻。被割掉鼻子的人无法忍受这种残缺所带来的耻辱，希望重塑鼻子并开始新的生活，因此，鼻再造术应运而生。

但无论是"古印度法"还是"意大利法"，其实都是利用自身的皮肤拆东墙补西墙，那时的人类对排异反应还没有清醒的认识，所以从自体移植到异体移植，还要经过一段漫长和艰辛的道路。

如今，在整容外科里，这种鼻再造术的理念一直被普遍沿用。

移植手术的基础——血管吻合

　　首都医科大学附属北京友谊医院是中国顶尖的肝移植中心之一。在这里，一对年轻的夫妇正经历着有生以来最为煎熬的时期。他们仅11个月大的女儿姐姐，被诊断患有一种先天性的肝病。姐姐蜡黄的脸色表明，她的肝脏已经严重衰竭，任其发展下去，她很可能活不过1岁。

　　为了让姐姐活下去，她的爸爸决定将自己的一部分肝脏移植给女儿。肝脏的再生能力很强，3个月内就能恢复到原本的大小。

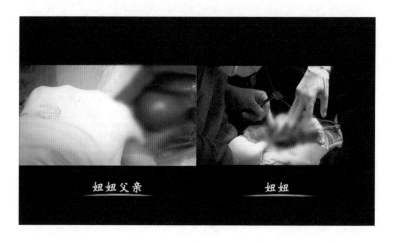

▲ 姐姐与父亲的手术

扭转一家人命运的手术如期到来。父女俩一前一后被推进手术室，只留下姐姐的妈妈在焦虑和恐惧中独自等待。

　　两间相邻的手术室中，父女俩的肝脏切除手术同时进行。医生为父女两人的创面都留出了足够长的血管，为下一步的肝脏移植做准备。

　　事实上，所谓器官移植，说到底就是接血管，因为只有把血供打通之后，器官才能够正常工作。血管连接的成功与否，不仅关系到肝移植手术的成败，也是所有移植手术的基础。

　　而这项打开生门的关键技术，却始于一个血流成河的死亡故事。

三点吻合缔造者——卡雷尔

1894 年 6 月，法国发生了一桩震惊世界的刺杀事件。法国总统萨迪·卡诺被一个狂热的意大利无政府主义者用刀刺破腹主动脉，血流不止，最终不治身亡。

实际上，在 1 万多年前，人类就学会了用动物毛发缝合身体表面的伤口。到了 19 世纪末，体表伤口的平面缝合技术已经日趋成熟。但是在面对体内那些柔软且形状立体的血管时，平面缝合的方法，很容易造成血管狭窄或漏血的情况，最终导致患者死亡。

总统先生破裂的恰好是腹部大动脉，汹涌而出的血液，对当时的医生来说确实是梦魇一样的存在。加之民众的失望和愤怒深深刺痛了那时候的外科医生，他们开始把大量的精力投入到对血管吻合的研究当中，这其中就包括一名叫作亚历克西·卡雷尔的法国医学生。

1873 年，亚历克西·卡雷尔出生在法国里昂，这正是后来总统遭遇刺杀的城市。他从小就着迷于医学，在获得里昂大学的文学和科学学位后，如愿以偿地进入医学专业深造。

总统的不治身亡，让这个初出茅庐的小医生决心挑战世界性的难题。这在当时的医学界是多么不自量力的行为，但是卡雷尔没有放弃，他不断尝试各种缝合方法，最终幸运之神眷顾了他。

一次偶然的机会，卡雷尔发现法国刺绣女工在刺绣时会把布料的边缘牢牢地固定，这样可以让刺绣面保持紧绷且易于定位。很快，卡雷尔巧妙地将这一理念应用到血管吻合中，著名的"三点法"血管吻合术便由此诞生。

所谓"三点法"吻合术，首先是在两段血管的端口处，等距离缝合三针。接下来，只要保持三点之间的两两紧绷，医生就可以在相对固定的位置进行缝合。

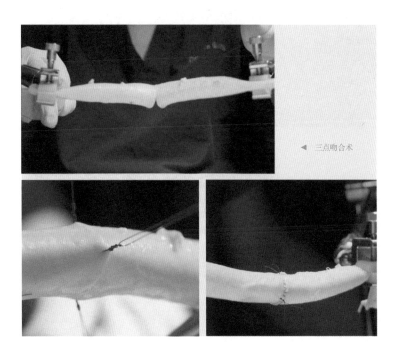

◀ 三点吻合术

"通过三点固定之后，我们可以把血管的端口分成三等份，这样一来，不会在缝这份的时候缝到另外两份上。相对来说，每一个缝针的针距和边距都可以缝得比较准确。整个血管缝合之后，不容易狭窄。"作为国内顶尖的儿童肝移植专家，上海交通大学医学院附属仁济医院肝脏外科移植中心主任医师夏强对这种吻合方法的妙处深有体会。

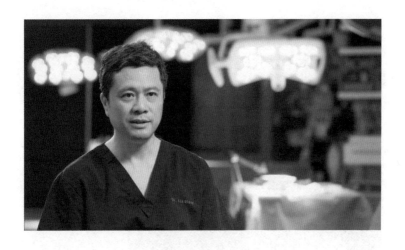

▲　夏强，上海交通大学医学院附属仁济医院肝脏外科移植中心主任医师

　　血管吻合是移植的关键步骤。如果没有成功地将一个器官重新连接到血管中，移植就不会成功。

　　在 1902 年的《里昂医学》杂志上，卡雷尔正式将这种方法公布于众，10 年后，他因此获得了诺贝尔生理学或医学奖。

法式刺绣与三点吻合

法式刺绣，以亮片、珍珠、缎带为主，造型立体，精致华美。在刺绣的过程中，绣工会把布料的边缘牢牢固定，这样可以让绣面保持紧绷且易于定位。

据说，卡雷尔的母亲恰巧是一名法式刺绣女工。在观察母亲工作时，他敏锐地捕捉到了这样一个细节。于是，他将这一方法巧妙地应用到了血管吻合当中，著名的"三点法"血管吻合术便因此诞生。

这大概是医学史上最匪夷所思的灵感之光了，很难想象，具有划时代意义的外科技术，居然会和刺绣有直接的关系。

成功的三点吻合术

　　首都医科大学附属北京友谊医院的手术室里，朱志军医生将沿用100多年前的三点吻合术，把姐姐爸爸的肝脏移接进姐姐的体内。

　　为了便于吻合，医生阻断了出入肝脏的血流，这是一个极度危险的时期。"血管是人体的生命线，手术中操作的时间是有限的，尤其在血管又细又小的情况下，既要熟练准确，又要特别快，所以对医生技术的要求比较高。"对于手术的风险，没有人比主刀医生朱志军更清楚。

　　没有一丝迟疑，朱志军迅速准确地缝上最为关键的3针，将两根对接的血管固定，在此基础上，再均匀地缝合9针。即便在今天，一个外科医生要熟练地进行这项操作，也需要10余年的磨炼。

　　吻合结束，开放血流的瞬间，姐姐的新肝脏由暗红变成鲜红。在医生的高超技术下，血管的吻合没有出现任何纰漏，姐姐终于拥有了健康的肝脏。

　　"手术之前，这个奄奄一息的小孩需要戴着呼吸机，甚至要使用人工肝，需要血液净化治疗来维持生命；但是做完手术之后，我会看到她醒了，她下地活动了，她满地跑了，然后她上大学了，她当母亲了……我想这种成就感那是非常非常让人满足的。"朱志军欣慰地说道。

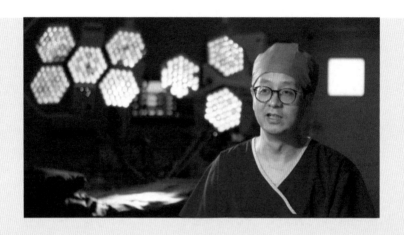

　　受益于三点吻合术，无数像妞妞这样的生命得到了重生的机会。然而，手术后的妞妞，还需要进一步康复和治疗，等待她的还有许多未知和挑战。高超的血管吻合技术，不能扫清阻碍器官移植的全部障碍，更加难以逾越的问题出现了。

移植的挑战——排异反应

2 岁时，由于生病引发的严重感染，锡安·哈维失去了完整的四肢。如今，8 岁的哈维渴望能够拥有一双真正的手，这样他就可以和小朋友们一起打棒球了。

2015 年 7 月 14 日，经过 2 年的等待，哈维终于等到了一个各方面都与他高度匹配的供体。面对即将到来的手术，小哈维早已做好了准备，他乐观地说："我将会为自己得到的双手感到骄傲。如果手术进展得不顺利，我也无所谓，因为我还有我的家人。"

在美国宾夕法尼亚大学医学院，为了实现哈维的棒球梦，40 个人组成的庞大移植团队开始进行一次史无前例的尝试。在显微镜下，医生将供体的血管、骨骼、神经、肌肉和皮肤等与哈维的残肢一一连接，而所用的缝合线细得用肉眼几乎看不到。

经过 10 个小时的手术，哈维的双手移植顺利完成。哈维成为世界上第一个实现双手移植的孩子。

但主治医师非常清楚，这 10 个小时的付出仅仅只是开始。手移植涉及多种复合组织，除了手术技术上的难度，他们还将面临更大的挑战。

在此之前，世界第一例手移植的接受者不堪痛苦，决定将得来不

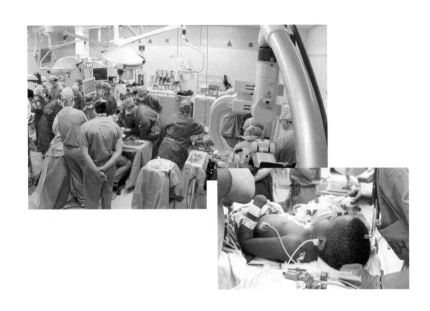

易的"新手"切除，因为除了难以忍受的并发症等问题，他的手臂还
遭受了可怕的挑战——排异反应。

免疫机制的排异反应

在北京市移植耐受与器官保护重点实验室里，一只小黑鼠的身上被移植了一块不属于它的皮肤。

在显微镜下，发生了一场惊心动魄的"战争"。小黑鼠的免疫系统识别出了不属于它的皮肤细胞，立即拉响了防御警报。接到通知后，具有杀伤力的淋巴细胞迅速赶到现场，识别外来细胞，并对它们进行摧毁性的打击。在持续的攻击下，半个月后，小黑鼠身上的外来皮肤逐渐坏死，最终被彻底排斥掉。

这样的过程每时每刻都在人体内发生。正是拥有了如此强大的免疫系统，人类才能在数百万年的进化史中，与各种致病因素顽强地对

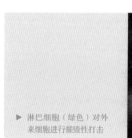
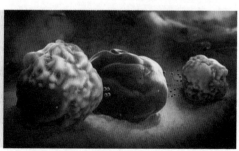

▶ 淋巴细胞（绿色）对外来细胞进行摧毁性打击

抗，得以健康强大地存活。然而，也正是这种与生俱来的自我保护能力，一度成为移植手术的最大阻碍。

器官移植的关键是，它会产生排异。尽管我们是同种，同是人类，但也是异体，所以就会面临着排异的问题。

——中国工程院院士 郑树森

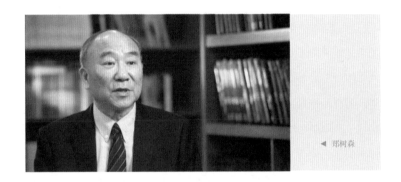

◀ 郑树森

梦魇——难以攻克的排异

唐孝达是中国最早开展肾移植手术的医生之一，时至今日，这位耄耋之年的教授依然对自己的第一台肾移植手术记忆犹新。

作为上海市第一人民医院泌尿外科教授，他曾经无数次向学生们讲述当时的情景："在手术台上，发生了超急性排斥反应。器官完全接好了，尿也已经出来了，我们正准备关腹，缝合伤口，却看到移植肾脏的颜色变暗、变软，进而缩小。这种情况下，基本上没有其他办法了，只能把移植的肾脏取下来，否则会危及患者的生命。移植手术中，我们最怕的就是排斥反应。能不能经受急性排斥反应，决定着患者的

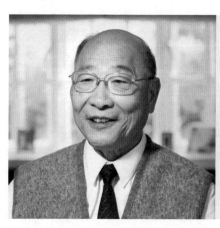

◀ 唐孝达，上海市第一人
民医院泌尿外科教授

存活时间。"

　　此时，距离三点吻合术的发明已经过去半个多世纪，同样的失败却在世界各地不断上演。

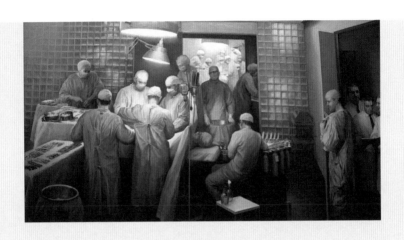

▲　《第一例成功的肾移植手术》油画

　　1954 年，美国医生默瑞完成了世界上第一台同卵双胞胎间的肾移植手术，由于免疫系统相同，接受肾脏的弟弟没有出现排异，术后存活的时间长达 8 年。这是罕见的成功案例，不是所有患者都有一个免疫系统相同的孪生兄弟。

　　为了抑制免疫系统的攻击力，一些抗排异的药物和 X 射线被用在移植患者身上，但副作用也十分强烈。

　　世界第一例心脏移植患者，本以为他即将迎来美好的生活，因为术后 10 天内一切都正常，但他仅仅存活了 18 天。他并非死于排异，而是死于抗排异药物的副作用。

此后的一年内，全世界共完成了 102 例心脏移植手术，但术后 8 天的死亡率高达 60%，平均存活时间仅有 29 天。

这并不仅是一场跟疾病的战斗，他们所要抗衡的是生命本身。整个器官移植领域被一片悲观的气氛笼罩，很多医生甚至提议暂停器官移植的临床应用。

但庆幸的是，努力求生的人类，总是能在夹缝中寻到机会。

环孢素的发现

年近 90 岁的罗伊·卡恩曾是剑桥大学的外科学教授,他经历了移植外科最为艰辛的时代。在漫长的黑暗时期,他和团队一直在寻找一种既能抑制排异又能减少毒害作用的药品,最终,一种化合物引起了他的注意。

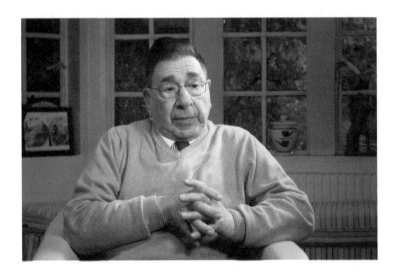

▲ 罗伊·卡恩,率先将环孢素引入临床试验

1969 年，瑞士一家药厂的研究人员从一些源自挪威高原的土壤真菌菌株中，提炼出了一种化合物，这就是环孢素。环孢素在免疫抑制试验中，显示出了一定的免疫抑制作用。在当时，这个结果并没有得到药厂的重视，却引起远在英国的卡恩的注意。

谈起如何获得第一份环孢素样品，卡恩至今印象深刻："当时我联系药厂，向他们要更多的环孢素，以便对大型动物做器官移植的试验。但他们已经决定不再进行这方面的研究了，不过他们让我带走了剩下的试验样品。"

于是，卡恩和团队开始了针对环孢素的研究。试验中，他们为环孢素找到了极佳的溶剂，使它们可以更彻底地被机体吸收，当溶解的环孢素被引入动物移植试验时，奇迹出现了。结果显示，移植术后服用环孢素的动物，术后的存活时间大大延长。

很快，环孢素被引入卡恩的临床试验。经过反复地调配比例，环孢素在移植患者身上展现出了超强的抗排异能力和较小的副作用。

卡恩的慧眼识珠，使移植患者的术后存活率得到了极大的提高，仅肾移植患者的术后存活率就从 50% 提高到了 80%。

许多年后，环孢素已经成功上市，当年那家首先发现却又放弃研发环孢素的药厂，将一封感谢信寄到了卡恩的手中，信中写道："我们深刻地意识到，若不是有您在医学上对环孢素运用的贡献，这个药物将永远无法进入市场……"简短的几句话，却蕴藏了无限诚挚的感谢。

如今，这位老人已经退休，而那些手术中的精彩时刻和重获新生后的动人脸庞，成为他心中最珍贵的回忆，他说："让我记忆最深刻的患者是一个 20 岁左右的姑娘。她 46 年前做的肾脏移植手术，至今肾脏工作得还非常好……她的经历不光让我记忆犹新，而且也是一个非常显著的案例，说明移植手术的结果可以是非常好的。"

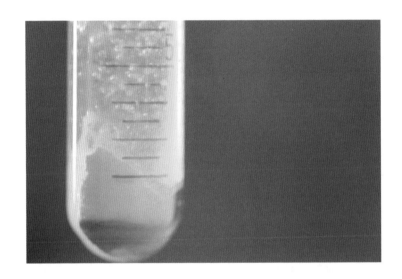

▲　正在溶解的环孢素

世界首例双手移植的儿童实现棒球梦

环孢素的发现也为抗排异药物的研发打开了新的局面，越来越多的高效抗排异药陆续诞生。器官移植终于走过漫长的黑暗期，无数器官衰竭患者的命运因此而改变。

经过一年的恢复，酷爱棒球的哈维成为棒球赛的开球手，手移植给了他梦想成真的机会。

虽然手移植涉及多种复合组织，会面临更为复杂的排异现象，但医生对哈维的未来依然乐观地说："不出所料的是，哈维出现了一些排异反应。我们观察到了皮肤的异样，他出现了皮疹、肿胀或者红疹。我们通过药物成功地进行了治疗，包括提高免疫抑制水平等措施，排异反应最终得到缓解。"

如果哈维足够幸运，在未来漫长的人生中，这双手将随着他一起长大。

对于能拥有一双真正的手，小哈维充满感恩："我想写一封信给手捐赠者的父母，感谢他们捐给我这双手，因为他们本来不必这么做。"

在生命最艰难的时刻，选择让逝去的生命用另一种方式留存在这

个世界上，是移植最伟大之处。如果没有人愿意捐赠器官，器官移植
将难以实现。

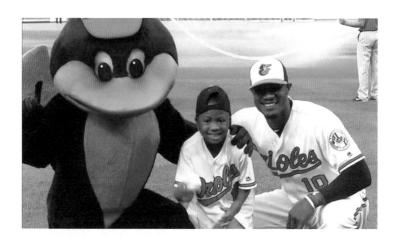

▲　作为棒球赛开球手的哈维

　　患者每天都在等待拥有新生命的机会，等待生活质量的改善。
这不是一个单纯的生和死的问题，有时人死了一了百了，但是还有一
个生命继续活着的话，活着的人的痛苦，更加需要我们的帮助。

——中国人体器官捐献与移植委员会主任委员 黄洁夫

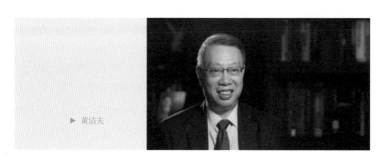

▶　黄洁夫

据统计显示，可供移植的捐献器官，目前只能满足全世界5%～10%的患者移植手术的需求。这个状况无疑需要我们积极地改进，无论是寻找合适的供体，还是建立完善的捐献体系，抑或研发新的肝脏、肾脏和心脏。

——国际移植协会主席 南希·阿舍尔

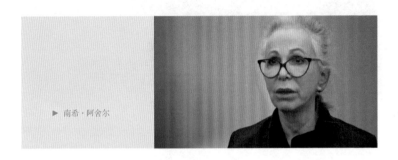

▶ 南希·阿舍尔

由于移植器官资源的短缺，迫使外科医生必须不断地进行全新的尝试，一个看似天方夜谭的计划开始实施。

中国式换脸

　　在上海一个老弄堂的出租屋里，金琪已经独自生活了2个月。1岁时，由于一次严重的细菌感染，金琪失去了完整的脸和一部分肢体。身体的缺陷，让她一直生活在对未知的恐惧里……为了直面生活，金琪只身来到上海，希望现代医学能够给她一张完整的脸。

　　上海交通大学医学院附属第九人民医院——中国顶尖的整复外科所在地，在这里，经过仔细检查，整复外科的主任医师李青峰对金琪的病情做出了诊断：金琪的情况非常严重，常规的方法没有办法治疗，可能要做异体脸面移植才能解决。

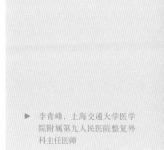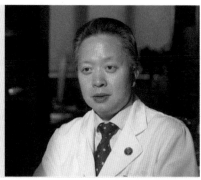

▶ 李青峰，上海交通大学医学院附属第九人民医院整复外科主任医师

异体脸面移植是当今移植领域的技术巅峰。2005 年，法国完成了世界上第一例异体脸面移植，但仅仅过去了 11 年，这位年仅 49 岁的"换脸人"就因病去世了。尖端的技术背后，是难以弥合的问题。大家越来越担忧，异体脸面移植之后的免疫治疗会不会安全？不仅如此，人脸具有特殊的社会属性，很难找到合适的供体。

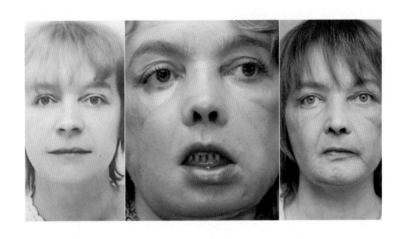

▲　世界首例"换脸人"，从左到右分别为原貌和换脸后

为此，李青峰团队决定另辟蹊径。他们依靠三维模拟技术，按照金琪的骨骼和面部比例，为她打造出了一张脸面模型。以此模型为基础，医生们将在金琪的身上"长出"一张完全属于她自己的脸。这个当今世界整形外科的精尖技术，被誉为"中国式换脸"。

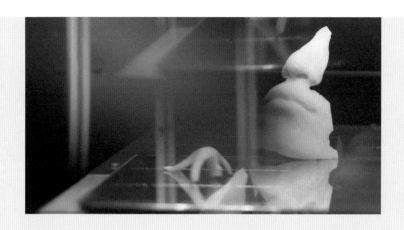

2017 年 4 月，金琪开始了第一次手术。经过反复筛选，医生选中了金琪胸口的一块皮肤作为她未来脸面的基础。人的一张脸皮至少被八套以上的血管滋养，而造出来的脸皮要移植上去，最多只有一套或者两套血管来滋养。因此，为了确保皮肤移植之后可以存活，医生在金琪的腿部取出一片手掌大小的血管网，将它移植到胸口，为那里的皮肤输送血液，提供营养。

随着水囊的置入，金琪前胸的皮肤被撑大。之后，医生还将为她植入从脂肪里提取出的干细胞，使皮肤保持活性，继续生长。

在最精尖的血管化治疗与干细胞再生医学技术的双重保驾护航下，一年后，金琪的皮肤扩张成理想的大小。

在这张皮肤上，医生们将用金琪自身的软骨，为她构建出缺损的

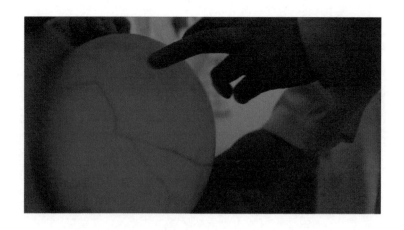

▲ "换脸"女孩扩增的皮肤

鼻子和嘴唇，并在彻底成形后将它们完整地移植到她的面部。为此，金琪还将至少接受七次大大小小的手术。

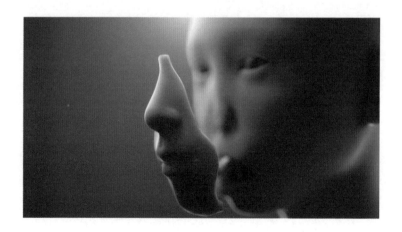

▲ 换脸

对此，这个年轻的女孩勇敢地接受了挑战，她说："对我自己来说的话，可能做手术更多的是一种人生的执念吧。现代医学的进步，是很让人惊讶的，可以说以前想都不敢想的一些事情，现在变成了事实。"

现在的医疗技术平台，不只是可以预构脸，也可以预构人体的其他部位。人类重建人体或者人体体表器官组织的手段和方法，有了一个质的飞跃。

今天，干细胞技术等前沿科技为突破供体短缺的瓶颈提供了新的可能。科学家们正在尝试用干细胞培育各种组织和器官，在未来的某一天，它们也许可以替换衰竭的器官，给等待移植的患者带来新的生机。

移植的奇迹

2019年9月8日，第七届中国移植运动会在西安隆重召开。这一天，全国各地的器官接受者都会齐聚一堂，在自己喜爱的体育项目中尽情拼搏。这些曾经的垂危患者，在器官移植的帮助下，重新焕发了活力，拥有了健康的生活。

　　20世纪的器官移植是我们整个人类发展史上，一个神奇、伟大、充满魅力的工程，它立竿见影地拯救了人类的生命。

　　　　　　　　　　　　　　　　　　——中国工程院院士 郑树森

从神话到现实，从觊觎力量到共享生命，移植是20世纪医学界最伟大的突破之一，也是人类相互救助的巅峰。它连接生死，由死而生。

外科医生用缜密的思维与超群的想象力，搭建了跨越生死的桥梁。随着更多研究的突破，一切不可思议的事情，或许都将在不远的未来发生。

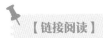

遗体和器官捐献纪念园

在上海青浦区,有全国第一座遗体捐献者纪念碑。2002年,2 180位捐献者的姓名被镌刻在一座2米高的"石书"上。十几年间,纪念碑从最初的1座变成了现在的11座,并且增加了器官捐献者的名字。他们自愿捐献出自己的遗体、器官,推动着医学的进步。

在全国各地,有许多像这样的捐献者纪念碑。每年清明,人们会自发地前来祭奠,缅怀那些在生命的最后一刻无私奉献的捐献者。

2015年以后,公民自愿捐献成为我国器官移植来源的唯一途径。近年来,国内器官捐献和移植数量大幅提升。

根据中国人体器官捐献管理中心的数据显示,截止到2019年8月,中国器官捐献志愿登记人数已经超过150万。预计,2020年中国将成为全球第一器官移植大国。

SURGER

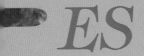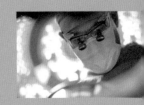

第七章

众病之王

200 Years of Surgery

每一种癌症都是由于基因失常导致的。在患癌症方面，人类与其他物种没有什么区别，如果有的话，那就是我们研究癌症。

——诺贝尔生理学或医学奖获得者 迈克尔·毕晓普

引

子

今天，在大多数疾病面前，手术刀几乎已经无所不能，但有一种疾病依然让外科医生感到力不从心。

癌症——"众病之王""恐怖之君"。

人类与癌症之间漫长而无声的战役，跨越了 4 000 年的历史长河，然而时至今日，人类依然没能宣告胜利。

在中国，癌症患者术后 5 年的存活率仅有 36%，每年约有230 万人死于癌症。与此同时，癌症每年的新增病例数大约有380 万例，平均每分钟就有 7 个人被确诊。

事实上，人类并不是癌症唯一的受害者。

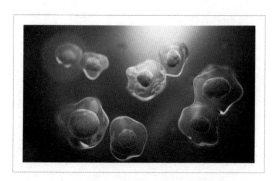

最早的癌症病患——霸王龙

位于纽约的美国自然历史博物馆是世界上规模最大的自然历史博物馆，这里的古生物和人类学收藏，在世界各博物馆中占据首位。

博物馆中保存着世界上第一具完整发掘的霸王龙化石。古生物学家认为，这头生存于 6 600 万年前的霸王龙，可能是迄今发现最早的癌症病患。

马克·诺雷尔是美国自然历史博物馆的古生物学家，他带领团队对这具特殊的化石进行了深入的研究后发现，最大的肿瘤长在霸王龙的脖子上，此外，霸王龙的头骨上，可能也有肿瘤或脓包。可以想象，生前背负着巨大肿瘤的霸王龙一定很痛苦。其实，他的团队在许多不同的霸王龙标本和其他恐龙标本上，比如，亚洲的特暴龙、分支龙，都发现了它们生前患有癌症的痕迹。

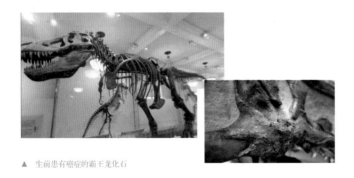

▲ 生前患有癌症的霸王龙化石

早期人类对癌症的反抗

"癌症是一种可怕的疾病，可以把它想象成一只用蟹爪紧紧抓住你后绝不放手的螃蟹。这也是为什么古希腊语中的'螃蟹'能恰如其分地指代癌症。"美国哈佛大学医学院教授戈尔登·弗里曼曾形象地描述了癌症的可怖。

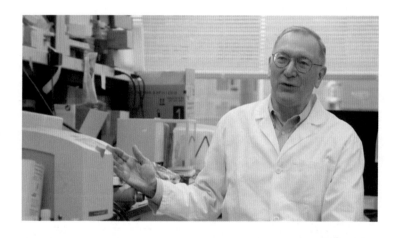

▲ 戈尔登·弗里曼，美国哈佛大学医学院教授

早在 4 000 年前，古代的医生就已经察觉到了癌症在人类身上存在的痕迹。

考古学家在埃及找到了一份珍贵的莎草纸文稿，这份文稿的内容被认为出自古埃及医生印和阗的教诲。在这份文稿上，记录了48种当时常见的外科疾患和治疗方法。比如，用药膏涂抹伤口，给脑外科手术的患者通过耳朵灌注牛奶，等等。这其中，还记录了一种不同寻常的疾病："如果你把手放在胸部，发现肿块是凉的，用手触摸它时，没有发热，也没有粗糙的颗粒，不含液体和分泌物，但是触摸它的时候感觉有隆起。这就是肿块病例。"这段文字是人类早期对于癌症最详细的描述。

然而，令人失望的是，在治疗方法一项，印和阗只写了短短的一句话——"没有治疗方法。"

在此后的数千年间，为了遏制在体表不断蔓延增大的肿块，医生们想尽了方法，他们为患者催吐、放血、涂抹含有蜂蜜或腐蚀物的药膏。在走投无路的情况下，一些患者也尝试着向手艺精湛、胆量过人的医生求救，切除肿瘤。但在很多外科医生看来，这样做的风险甚至超过了治愈的可能——由于缺乏消毒的手段，伤口可能会化脓感染；在没有麻醉的情况下，术后要用烧红的烙铁来烧灼手术切口，即便有鸦片或酒精的帮助，这样的疼痛仍很少有人能够承受。

1811年，英国小说家范妮·伯尼用笔记录下了她接受乳房切除的全过程，这是一段非常恐怖的描述，她写道："钢刀插入乳房，切掉静脉、动脉、肉和神经，在整个切除过程中，我哭号了一声，但是这一声一直没有停过，这种锥心的疼痛实在是难以名状。"

幸运的是，随着现代外科的诞生，人们开始尝试用更文明的手术方式抵御癌症的可怕进攻。

"幸运"的乳腺癌

35 岁的李钰韵因为右胸部的肿块住进上海交通大学医学院附属瑞金医院，在做了钼靶、B 超、MRI、CT 等一系列的检查后，最终被确诊罹患乳腺癌。她决定听从医生的建议，尽快接受手术。

因为不知道开刀后会有什么样的结果，在 5 岁的女儿面前，她一直在掩饰自己的不安。"妈妈，你要听医生的话。我打针不哭，你也不要哭。"女儿稚嫩却又贴心的安慰，给了她走进手术室的勇气。

手术室中，医生从李钰韵的乳腺中取出部分活检物，通过活检结果，医生判定她的乳腺癌已经进入中晚期。

为了阻止癌细胞进一步蔓延生长，李钰韵右乳的腺体、脂肪和纤维组织，甚至包括部分淋巴被全部切除，仅有胸部的皮肤被完整地保留了下来。接下来，医生会在她的伤口中植入假体，进行乳房重建，这样李钰韵身体的外观不会受到太大的影响。

上海交通大学医学院附属瑞金医院乳腺外科主任医师沈坤炜，希望这样的手术方案能以最小的伤害，带给李钰韵最好的治疗效果。

在今天，全球乳腺癌患者术后 5 年存活率已经可以达到 83.2%，这让李钰韵对治疗结果保持乐观，她说："应该这样想，在这么多癌症当中，我得了乳腺癌，应该说是幸运的。乳腺癌是可以治愈的。"

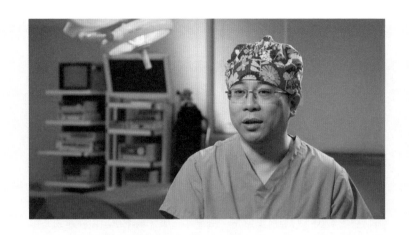

▲ 沈坤炜，上海交通大学医学院附属瑞金医院乳腺外科主任医师

　　作为一种存在于体表的疾病，乳腺癌手术是人类历史上第一个被实施的癌症手术方案。也是由乳腺癌开始，一位大胆的医生试图改变癌症无法治疗的历史。

威廉·霍尔斯特德的乳腺癌根治术

　　如果有人将有史以来性格最为古怪的医生做个排名，威廉·霍尔斯特德的名次绝对会遥遥领先。1852年，霍尔斯特德出生在纽约，据说他之所以选择学医，并不是怀有治病救人的梦想，而是因为不想子承父业，成为一名服装商人。

　　霍尔斯特德性格冷漠孤僻，不爱交际，终日躲在家中闭门不出。据说如果有客人到访，他通常会谎称不在家，将客人拒之门外。在早期研究可卡因麻醉的过程中，他甚至大胆地在自己身上做实验，结果终其一生没有摆脱药物依赖。

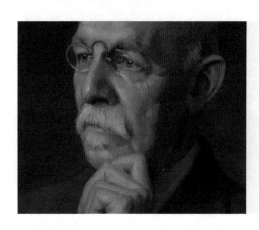

◀　威廉·霍尔斯特德，主
　　张用扩大根治术对抗乳
　　腺癌

在霍尔斯特德还是一名初出茅庐的小医生时，对于乳腺肿瘤，通常的治疗方法是切除患者的整个乳房。当时的外科医生已经疑惑地发现，许多癌症患者在术后依然会复发，而且通常复发的部位就在上次手术的边缘。这一现象引起了霍尔斯特德的思索，难道是因为切割不够彻底，才导致残留下来的癌细胞卷土重来吗？

为此，霍尔斯特德对乳房的解剖机理、乳汁如何分泌，以及如何产生病变进行了仔细研究，最终得出一个彻底改变人们对乳腺癌认识的结论。他认为，乳腺癌是一种原发于乳房的疾病，在发病后呈辐射状向周围入侵，而术后的高复发率是因为医生对病灶的切除不够彻底。

为了彻底切割掉藏匿在身体内的癌细胞，在进行乳腺癌手术时，除了对乳房进行完全切除外，霍尔斯特德还会切除乳房下的部分肌肉、淋巴结，甚至锁骨等部位，并从大腿上移植一部分皮肤用来关闭切口。这种方式，保证了癌细胞彻底根除无残留。

霍尔斯特德的乳房根治术，在癌症治疗历史上意义重大。他深入思考了如何治疗肿瘤患者，以切除整个肿瘤组织及周边的正常组织，包括切除淋巴组织，来保证根除彻底无残留。19世纪末到20世纪初，根治术成为癌症治疗的主要方法。他所在的约翰·霍普金斯大学医学院成为乳腺癌治疗的最前沿。

然而，大刀阔斧的切割在提高部分患者术后存活率的同时，也损毁了患者的身体。随着胸大肌被切除，患者的肩膀向内凹陷，手臂永远不可能向前伸直或者向外打开；而切除淋巴结，通常会影响淋巴液的流通，导致手臂肿胀，患者需要几个月甚至几年才能够复原。

更为可怕的是，一段时间以后，医生发现，即使付出了如此高昂的代价，有时仍无济于事。有人曾经对根治性乳房切除术、简单乳房切除术和手术与放射疗法相结合，这三种治疗方法的疗效进行过分组实验，统计数据表明，三个实验组的再生率、复发率、死亡率和远端迁移率在统计学上没有任何差别。接受根治性乳房切除术的那一组，付出了身体不健全的沉重代价，却没有在存活率、再生率和死亡率方面获益良多。

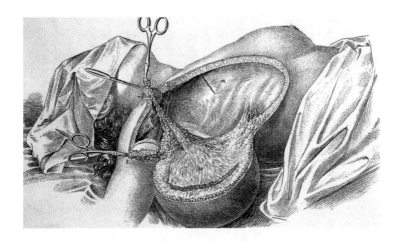

▲　乳房切除术

那个时候的霍尔斯特德，其实并不清楚癌症真正的病理机制。事实上，直到他死后几十年，这个秘密才随着人们对细胞的观察被慢慢解开。

会转移的癌细胞

细胞是生物体结构和功能的基本单位，只要生命存在，细胞就会通过不断地分裂，帮助生命体生长和自我修复。而癌症发病机制的关键也正在于此。

在显微镜下，我们可以看到海拉细胞的繁衍分裂，这恐怕是世界上最著名的一个细胞系，它们已经在实验室里繁衍了 18 000 代。

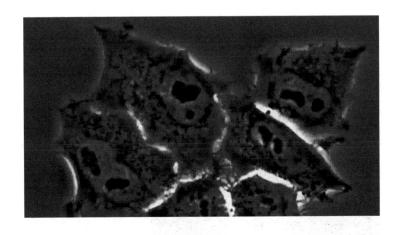

▲　海拉细胞，第一种被人类成功提取并在体外培养的癌细胞

1951 年，人们从患有宫颈癌的美国女性海瑞塔·拉克丝[1] 身上提取了这个细胞，这也是人类第一次成功提取并在体外培养的癌细胞。

　　正常情况下，细胞会在分裂约 60 次后凋亡。然而在某些因素的触发下，细胞有可能会无视生命的法则，就像海拉细胞一样完全失控地不断分裂，最终导致癌症的发生。

　　不仅如此，当恶性肿瘤所在的空间无法容纳过多的细胞时，那些处于肿瘤边缘的癌细胞会随着血液与淋巴液的流动，或通过其他路径四处游移，侵入其他组织、脏器，最终形成转移。

　　对癌细胞转移所带来的可怕影响，美国约翰·霍普金斯大学医学院索尔·戈德曼胰腺癌研究中心主任拉尔夫·赫鲁班这样解释："因为癌细胞众多，每 1 立方厘米的肿瘤中就有 10 亿多个癌细胞，所以肝脏中如果有三四处癌细胞，意味着身体里有数十亿，甚至成百上千亿的癌细胞。我们或许能一次杀死 99% 的癌细胞，但是还会有数百万个癌细胞死灰复燃。所以，晚期患者身体中大量的癌细胞很难根治。"

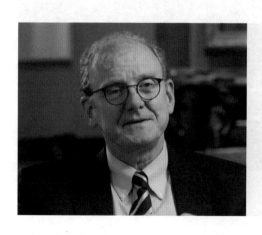

◀ 拉尔夫·赫鲁班，美国约翰·霍普金斯大学医学院索尔·戈德曼胰腺癌研究中心主任

---

[1] 因宫颈癌去世后，肿瘤细胞被医生取走，成为医学上最早经由人工培养的永生不死的细胞——海拉细胞。

癌症并非纯粹局部性的疾病，这个发现宣布了手术所代表的切割与缝合无法对所有的癌症进行根治。在四处游走的癌细胞面前，习惯于用手术刀解决一切的外科医生开始感觉到无能为力。人们急迫地需要在冰冷的刀具之外，寻找新的方法来对抗这神出鬼没的病魔。

癌症的化学治疗方法

　　在广州中山大学中山眼科中心，不到 1 岁的刘栩萌正在接受眼部检查。不久前，她刚刚被确诊患有视网膜母细胞瘤。这是一种在婴幼儿中多发的眼部恶性肿瘤，发病率为 1/15 000，如果不及时治疗，孩子将会慢慢失去视力，甚至死亡。

　　用 –80℃的液氮将肿瘤点对点祛除的冷冻手术，是这一疾病目前很好的治疗方法。通过探针深入眼底，接触肿瘤，反复冷冻和解冻的过程可以将肿瘤消灭。然而，冷冻手术仅可以用来祛除直径 3.5 毫米以下的肿瘤，但小栩萌眼内肿瘤的直径有 11 毫米。为了保证治疗效果，医生必须通过药物先对小栩萌进行化疗，尽快缩小肿瘤。

　　在今天的癌症治疗中，化疗已经非常普遍。而人们关于化疗的探索，却是以一种让所有人都意想不到的方式开始的。

　　1943 年 12 月 2 日，第二次世界大战战事正酣，105 架纳粹德国轰炸机突然发起了对意大利巴里港的空袭。在这次空袭中，有一艘货轮被击沉，在它上面装载着一种可怕的化学毒气——芥子气。随着刺鼻的山葵气味在空气中蔓延，死亡也向着岸边蔓延。

　　泄漏后的液态芥子气与海面上的汽油油层互溶，产生了带剧毒的

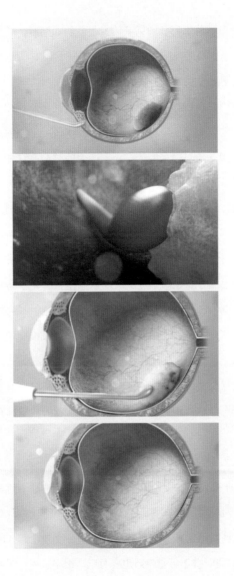

▲ 冷冻手术，治疗视网膜母细胞瘤的较好方法

芥子液油层，沾在了落水者和救助者的身上。与此同时，爆炸引起的大火使油污变成了剧毒的芥子蒸气，被海风吹进了有25万居民的巴里城内，使得城内平民也成了化学武器的受害者。

芥子气可以引起皮肤黏膜组织红肿、溃烂，甚至是死亡。据不完全统计，在这次化学毒气泄漏事件中，共有2 000多人因此死去。

就在全世界为芥子气带来的死亡不寒而栗的时候，这种杀人于无形的毒气引起了当时医学研究者的注意。

科学家发现，吸入这种毒气，对身体其他部位少有影响，却会大量杀死人体内分裂速度最快的白细胞。人们认为，这种毒药可以被用来杀死分裂速度同样很快的癌细胞。

沿着类似的思路，科学家们逐渐成功研制出各种化学药物来治疗癌症。这种治疗方法被称为化疗，并逐渐成为治疗癌症的标准方法之一。

由于对化疗高度敏感，小栩萌在肿瘤缩小后很快接受了手术，并重获健康。

今天，在化疗配合冷冻手术的治疗方法下，视网膜母细胞瘤患者的存活率已经高达90%。但遗憾的是，并不是所有的故事都有美好的结局。

事实上，化疗对癌症患者造成的生理伤害非常大，而对于大多数晚期癌症患者，化疗和放疗结合手术的联合疗法，存活率还不到10%。

美国国家科学院院士、全球顶尖的肿瘤研究专家罗伯特·阿伦·温伯格说："化疗药物通常是有选择性的，也就是说，它们会优先选择杀死癌细胞。但有些时候不可避免地也会对正常细胞造成一定的损害，所以医生必须小心使用剂量。"

实际上，有一部分癌症通过化疗可以治愈，但是大多数癌症，只能暂时得到控制。能彻底治愈的不是多数，而是少数。

——中国工程院院士 汤钊猷

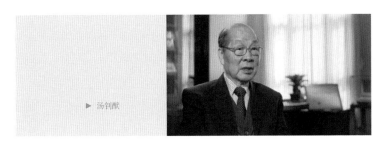

▶ 汤钊猷

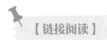

化疗：一个起死回生的里程碑

除了芥子气之外，1947年，美国波士顿儿童医院一名叫作西德尼·法伯的儿童医生，发现氨基蝶呤可以缓解儿童急性白血病。但令人遗憾的是，和芥子气一样，这种化合物的作用仅仅是昙花一现，并没有对白血病治疗产生转折性的影响。意外的是，这种化合物被当时一位华裔科学家李敏求，以不同的剂量和使用方式给胎盘绒毛膜癌患者尝试时，获得了令人难以想象的结果：四轮化疗结束后，肿瘤消失了。这是人类历史上首次用化疗治愈恶性实体肿瘤。1972年，李敏求与当年在美国国立癌症研究所的同事分享了医学界仅次于诺贝尔奖的一项大奖——拉斯克临床医学奖。

舒缓医疗——给生命最后的尊重

　　如果衰老和死亡无可避免，医学和医生们还能够做些什么？癌症的死亡威胁，让医学显露出它另外的一面。

　　在北京协和医院老年医学科，正在进行一场特殊的会诊。医生们讨论的不是如何治愈 61 岁的晚期癌症患者洛红，而是如何缓解她的痛苦，满足她回家的心愿，并帮助她和家人平静地面对即将到来的死亡。

　　2013 年，刚刚退休的洛红在一次手术中被检查出患有恶性软组织纤维瘤。为了治疗疾病，她经历了 4 次切除手术和 30 次放疗。然而，还不到半年，肿瘤的踪影再次在她体内出现，而且来势汹汹。

　　无法抑制的疼痛，伴随肿瘤引起的并发症，让洛红缠绵病榻，意志消沉。虽然死亡是人无法避免的最终归宿，但尽可能地延缓死亡的到来，减少离开世界前的遗憾，依然是世界上绝大多数人的愿望。

　　为了让她能够平静地、有尊严地离开，医生竭尽所能地提供可以缓解病痛的医学治疗，调整她和家属的心理状态，帮助他们缓解焦虑，共度悲伤。对肿瘤科与老年病科的医生们来说，这或许是他们工作的常态。

　　出院 3 个月后，洛红安详地去世了。

"如果没有一个明确的、能让患者痊愈的治疗方法，医生们应该帮助患者走出困境，让他们去一个更好的地方。我想这一切是一个决定，不管是争取帮助患者好转甚至痊愈，还是在没有任何好转希望时帮助他们安详地离开这个世界。" 美国哈佛大学医学院附属丹娜法伯癌症研究院名誉主席大卫·内森如是说。

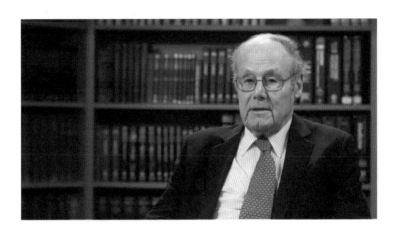

▲ 大卫·内森. 美国哈佛大学医学院附属丹娜法伯癌症研究院名誉主席

我们到底应该从本源上关怀什么？实际是四个字——生、死、苦、痛。这好像不是医生说的话，更像是宗教语言，其实医生也一样。但这样做并不意味着医学不发展，也不意味着医生不努力。我们仍然会尽力去做，因为我们是医生。

——中国工程院院士 郎景和

癌症的起源

在我们所处的时代，全世界每年有超过 900 万人死于癌症，其中主要的原因，就在于恶性肿瘤不可捉摸、可怕的多样性。即使是在传统病理学上处于同样病期的同样类型的肿瘤，对于同种治疗的表现，依然有可能截然相反。

多年来，科学家们一直试图解释造成癌症这种可怕特性的根本原因。随着遗传学的发展，美国科学家在细胞深处找到了答案。

今天，我们已经可以依稀窥探到细胞内的微观景象。在细胞核内，有两条紧紧缠绕在一起的丝线，就是脱氧核糖核酸，简称 DNA。它们相依相偎，犹如螺旋上升的梯子，梯子中每一个片段就是基因。

1978 年，美国加利福尼亚大学旧金山分校教授迈克尔·毕晓普与霍华德·瓦尔默通过对鸡的研究，发现了一种叫作"原癌基因"的特殊基因。这种基因原本正常地存在于细胞内，一旦受到外界影响，就有可能发生突变，导致细胞无限分裂，最终引发癌症。

不久之后，他们发现，不仅仅是鸡，包括人在内的所有物种的细胞内，都有这种基因。

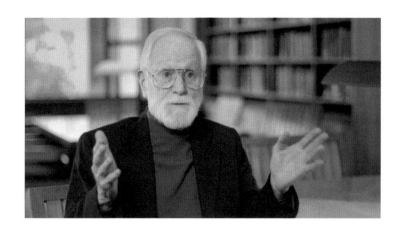

▲ 迈克尔·毕晓普，诺贝尔生理学或医学奖获得者

我们可以通过一个假设的场景，设想一下癌症的产生。

一天早晨，一块微小的石棉碎片被风吹起，进入到了一位建筑工人的体内，并最终卡在他左肺某个细胞的附近。敏感的身体很快对碎片产生了炎症反应，碎片周围的细胞开始分裂，就像极小的伤口在设法愈合一样。在那团不断衍生的细胞中，有一个基因意外地发生了突变，这个拥有突变基因的细胞比邻近的细胞长得更快，成了一个新的细胞团。但它还不是癌细胞，而是癌细胞的原始祖先。

这位建筑工人有吸烟的习惯，随着焦油中的致癌化合物质不断与发生突变的细胞团发生碰撞，其中一个细胞的基因发生了第二次突变，从而激活了第二个致癌基因。

我们的身体内除了致癌基因外，还存在着肿瘤抑制基因。在某些

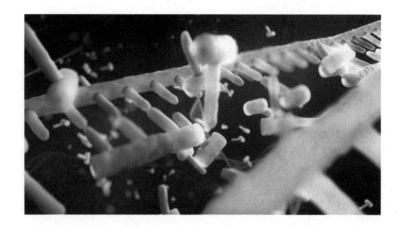

▲ 原癌基因一旦发生突变，就有可能引发癌症

情况下，也许是 X 射线的辐射或者其他因素，这位工人体内的肿瘤抑制基因被灭活，最终，致命的破坏随之发生，始于肺部的癌细胞开始在这名患者的体内攻城略地，进入到血液和淋巴，遍布全身。

这就是癌症，它可以从任何地方开始。随着细胞分裂和身体衰老、突变的不断累积，时间越长，患癌概率就越高。

在发现第一个"原癌基因"之后，科学家在人类体内陆续发现了200 多种原癌基因，它们的各种变异，以及不同变异基因的不同组合，都会使癌症呈现出让医生难以招架的多样性。

迈克尔·毕晓普说："20 年前，如果你问一个外科医生有多少种乳腺癌，他会告诉你一共有 3 种。现在，通过基因组成，乳腺癌可以细分为更多类型，这就解释了为什么之前一种疗法无法治愈所有的乳腺癌或者其他任何一种癌症。此外，这也说明我们还有很长很艰难的路要走，需要研究治疗各种各样的癌症。"由于"原癌基因"的发现阐明了癌症的起源，毕晓普和瓦尔默共同获得了1989年的诺贝尔生理学或医学奖。

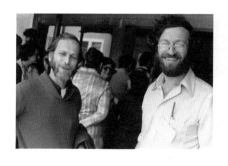

◀ 迈克尔·毕晓普（左）与霍华德·瓦尔默（右），1978年，他们发现了癌症的罪魁祸首——原癌基因

　　基于癌症的这种特性，科学家们开始从基因的角度寻找突破，试图遏制"敌人"层出不穷的凌厉攻势。

靶向药物的出击

在复旦大学代谢与分子医学教育部的重点实验室里，研究人员将一种来自人类的原癌基因导入了斑马鱼的受精卵中。经过一段时间后，他们将诱导原癌基因发生突变，使孵化出来的斑马鱼幼体体内产生癌细胞。

由于斑马鱼的身体发育速度极快，研究人员得以在极短的时间内，

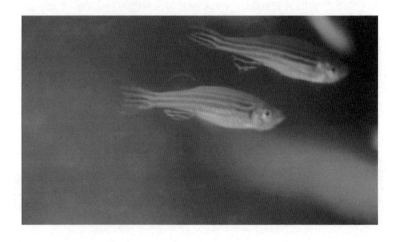

▲　体内产生癌细胞的斑马鱼

快速观察癌细胞的发生机制。通过对斑马鱼试用各种药物，研究人员可以快速找到针对这种特定原癌基因突变靶点的药物——靶向药物，并期待它们将来在人类身上发挥作用。

如果把一个肿瘤比作一辆车的话，那么靶点就是司机，其他测到的基因突变都是乘客。首先，明确司机这个驱动肿瘤产生的根本原因。其次，再针对性地给予靶向治疗，这样就能起到更好的疗效。

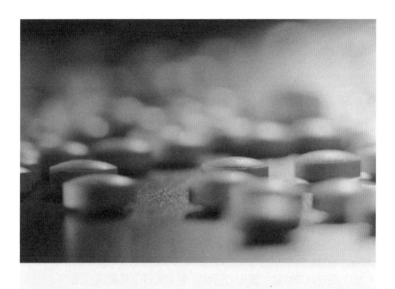

▲ 靶向药物

哎哟，不怕！

2017 年 10 月，话剧《哎哟，不怕》在上海公演，这部剧讲述的是一位癌症患者在生命的最后时光里，用尽全力将希望和梦想传递给病友的故事。

"那只小虫子，它为了繁衍它的后代，就这么拼命地叫啊叫。一个星期，也许就一个晚上，它的生命就要结束，可是它不管，它一定要拼命地发出这种声音，它一定要完成它生命的历程。"

戴蓉是这部话剧的导演和编剧，和以往创作的话剧不同，《哎哟，不怕》的主创团队中超过半数的工作人员是癌症患者，这其中也包括她自己。

2012 年，戴蓉被诊断为肺癌晚期，由于癌症已经在她的体内发生了骨转移，医生已经无法为她手术。在经历 4 次痛苦的化疗后，戴蓉的情况没有丝毫好转。医生告诉她，剩下的日子只能以月计。

就在戴蓉几乎准备放弃的时候，一种靶向药改变了她急转直下的生活轨迹。

靶向药物能够更加精准地控制癌细胞，从而减少对正常细胞的伤害。它们发挥的机制各不相同：或阻碍癌细胞增殖；或直接毒死癌细胞；或通过激发自身的免疫细胞去摧毁癌细胞；或通过阻碍血液流向切断癌细胞的营养来源，使癌细胞不能生长。

如今，8 年过去了，戴蓉依然健康地生活着。作为一名专业话剧导演，在与癌症抗衡的同时，她用了 2 年时间创作出《哎哟，不怕》，她希望能够通过这部剧，帮助癌友们找回生活的勇气。

但是戴蓉很清楚，未来，依然存在很多风险和挑战。

靶向药物只对具有相应靶点的患者有效，虽然能够在一定程度上控制癌症的发展，但也只是让部分患者的生命得到不同程度的延长。

为此，一些研究人员另辟蹊径，直接从人体本身入手，对人类的免疫系统进行改造，试图用这种方法治疗癌症。

新的生机——免疫疗法

艾米莉·怀特海德住在美国宾夕法尼亚州菲利普斯堡，和所有同龄的女孩一样，她活泼好动，富有好奇心。很难让人相信，这个活力十足的姑娘曾经因为急性淋巴细胞白血病，被笼罩在死亡的阴影下。

2010 年，年仅 5 岁的艾米莉得了一种叫作急性淋巴细胞白血病的恶性血液癌症。虽然大部分急性淋巴细胞白血病患儿都对化疗敏感，但艾米莉并没有那么幸运。在经历了 16 个月的化疗之后，艾米莉一家被告知，艾米莉体内的癌细胞死灰复燃了。医生告诉艾米莉的父母，他们用尽了治疗方法来抗击她的癌症，但他们已经束手无策。医生建议艾米莉的父母带她回家，度过生命中最后的时光。

当一家人彷徨失措的时候，他们偶然得知，费城儿童医院与美国癌症研究中心正在联手针对血液肿瘤进行一项全新的临床实验。虽然对实验结果无法预估，但艾米莉的父母敏锐地意识到，这可能是女儿最后的生存机会。

人类拥有一套强大的免疫系统，存在于我们血液内的免疫 T 细胞是其中主要的监管者。T 细胞具有强大的攻击力，一旦识别出细胞中带有不良分子，就会出动并捕杀问题细胞。

但一些癌细胞掌握了一套逃离免疫系统监管的本领。它们可以躲过 T 细胞的捕杀，遏制 T 细胞数量的增加，进而关闭整个免疫系统。

美国宾夕法尼亚大学佩雷尔曼医学院的卡尔·朱尔博士的团队，经过长期研究，已经能够对患者的 T 细胞进行基因改造，使 T 细胞拥有识别并杀死癌细胞的能力。从某种意义上来说，这相当于在基因上做手术，以此来治疗癌症。

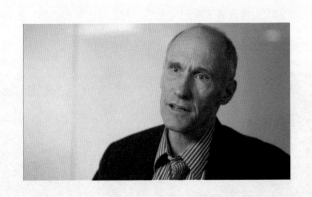

▲ 卡尔·朱尔，美国宾夕法尼亚大学佩雷尔曼医学院博士

卡尔·朱尔博士对这种方法做了进一步的解释，他说："我们对 T 细胞进行重新编程，使它具有杀伤、吞噬肿瘤细胞的能力，而不仅仅是针对被病毒感染的细胞……这个方法的核心是引入能够识别癌细胞的抗体，改造 T 细胞，然后让 T 细胞一直具备这种功能，使它杀死肿瘤细胞。"

朱尔博士的团队将这种治疗方式命名为"CAR-T 免疫疗法"。

艾米莉成为有史以来第一位接受 CAR-T 免疫疗法治疗白血病的儿童。2012 年 4 月，经过改造的 T 细胞分三次注入艾米莉的体内，这些细胞都是由艾米莉自身细胞提取和培养的。在经历了一次极其凶险的危机后，艾米莉体内的癌细胞终于得到了有效的控制。

虽然没有人能保证艾米莉体内的癌细胞不会复发，但对艾米莉一家来说，平凡的生活如此珍贵，这是他们经历了无数抗争和泪水之后赢得的结果。对此，她的父母充满了感激："我们只想对每个人说声谢谢，你们大大地改变了我们的生活。我们每天都很感激，我们仍然是父母，因为艾米莉是我们唯一的孩子。"

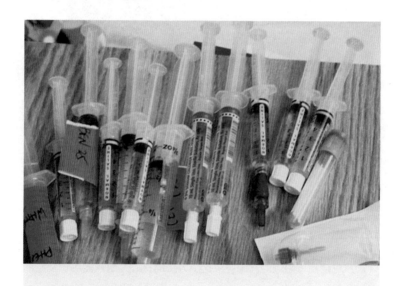

▲ CAR-T免疫疗法中艾米莉使用的药物

抗癌——一场终极战役

随着越来越多癌症疗法的出现，一个古老的问题重新引起了人们的讨论：人类是否可以彻底摆脱癌症的威胁？

我们的一生中，体内的130亿个细胞大约会分裂1 000万亿次，每一次细胞分裂的过程都可能会产生错误，并导致DNA的损坏。随着年龄的增长，人体内细胞中受损DNA的数量越积越多，当其中一个受损DNA碰巧携带有原癌基因时，人就有可能罹患癌症。

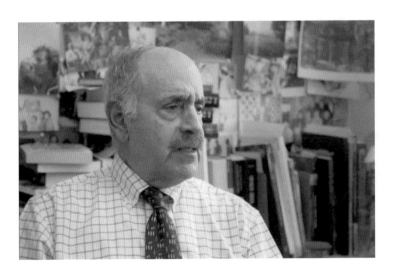

▲ 罗伯特·阿伦·温伯格，美国国家科学院院士、全球顶尖的肿瘤研究专家

美国国家科学院院士、全球顶尖的肿瘤研究专家罗伯特·阿伦·温伯格曾说："如果我们活得足够长，比如，活到90岁、100岁或110岁，每个人迟早都会发展出某种癌症。所以，癌症并不是现代工业、现代文化和现代饮食的产物，它是我们复杂生物有机体的一部分。"

作为镶嵌于我们生命密码中的疾病，只要生命存在，癌症的威胁就无法消除。随着我们对癌症的认识越来越清晰、全面，今天，早发现早治疗已经成为所有癌症研究人员的共识。

美国约翰·霍普金斯大学医学院索尔·戈德曼胰腺癌研究中心主任拉尔夫·赫鲁班说："癌症并不像宇宙大爆炸一样一蹴而就。相反，癌症是从小的、可治愈的损伤开始的，所以内科医生、外科医生、肿瘤学家和病理学家曾数十年致力在可治愈阶段及早察觉并确诊癌症。"

经过半个世纪，我们确实得到了一些鼓励。我相信，在逐步改变对癌症的观念、改变治疗癌症的战略的路上，人类总有一天会控制癌症。

——中国工程院院士 汤钊猷

积极面对癌症，控制癌症，让癌症患者在保证生活质量的情况下尽可能长期地与癌共存，是今天全世界癌症患者和医务人员共同努力的方向。

抵御癌症是一场终极战役，它要对抗的是生命本身。也许癌症的出现就是为了界定我们与生俱来的生存界限。在对抗癌症的战斗中，人类还只是取得了很小的胜利。从茹毛饮血的远古时代一路走来，科学的探索还远未达到终点。

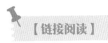

【链接阅读】

电磁导航支气管镜

电子支气管镜下的电磁导航术是目前国际上最为先进的肺病灶定位技术之一。

借助电磁导航支气管镜技术，可进行肺部深处病变和纵隔淋巴结的微创探查。针对早期的肺部病变或肺癌，可实现对肺部疾病的早期确诊，提高肺癌患者的总体生存率。

经过人体的自然通道到达肺内病灶，规避了气胸风险，也减少了有创手术的各种手术并发症；在导航下可对病灶进行精准定位和活检采样，并可进一步进行标记、微波、消融、放疗、精准的靶向治疗等，最大限度保留肺部功能，提高患者的生存质量，是精准诊断与精准治疗的体现。

SURGERI

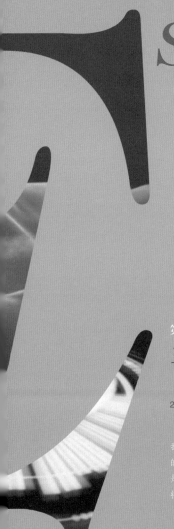

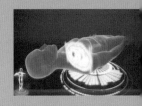

S

第八章
手术未来

200 Years of Surgery

我们可以利用现代的科学技术帮助医生，但一个医生永远都要走到患者的床边做面对面的工作。面对面的时候，医生才会非常郑重地说："我是你的医生，你是我的患者。"这是负责，这是尊重。所以，不能期望将来有一天机器代替人，那是不可能的。

——中国工程院院士 郎景和

引子

Prefa

2006 年夏天，黎以冲突爆发，以色列北部一夜之间沦为战场，海法[1]的瑞本医疗中心成为伤员的主要救治地。

炮火可以摧毁生命，但救助不会停歇。海法的一个三层地下停车场，在 72 小时内被改造成拥有 2 000 张床位的临时抢救点。医生们竭尽全力，用人性的光辉和精湛的医术给予了这个世界温暖和帮助。

大多数美好的事物都会毁于战争，而医学是为数不多的例外。千百年前，出于人类救助同伴的本能愿望，医学诞生。以切割与重建为主要治疗方法的外科学，正是其中最早被涉及的领域。200 年来，在实证科学的引领下，手术逐渐变得安全、规范、精准，成为现代医学主要的治疗手段。

为了拥有一个更加美好的世界，医学先驱们勇敢拓荒，建立起了一个严谨精密的外科体系。而今天的我们，也因此得以比历史上任何一个时期的人们，都能更充分地享受这唯一一次的生命历程，并拥有更大的信心与疾病对抗。

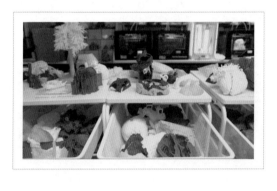

器官移植——移植手术促使再生医学的发展

2013 年，26 岁的吴玥因晚期肺淋巴管平滑肌瘤病和呼吸衰竭，在南京医科大学附属无锡市人民医院接受了双肺移植手术，而供体来源于一个她未曾谋面的男孩。此后的每年，吴玥都会给这名被她称为"放牛小弟"的男孩写一封长信。

现在，因为有了健康的肺脏，吴玥坚强地生活着。她想让自己和

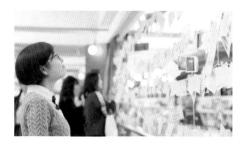

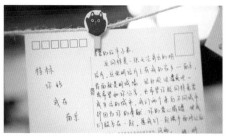

▲ 肺移植接受者吴玥和她的"放牛小弟"

"放牛小弟"知道，她对现在拥有的一切心怀感恩。

尽管经历了痛苦的移植手术和对药物的不耐受，但吴玥从不后悔，她说："倘若再给我一次选择的机会，我还是会毫不犹豫地选择双肺移植手术。人类在追求爱、自由与幸福这些事上，从没有停下过脚步。"

而重获新生的她希望有更多的人能够理解器官捐献，真切意识到生命的延续是一件很美好的事情，也希望有更多的人自愿加入到器官捐献的队伍中来。

作为20世纪最伟大的医学创造，移植手术让吴玥的生命与另一个陌生的生命产生了奇异的联结，也让本已被疾病宣判死刑的她拥有了继续前行的机会与勇气。但并不是所有人都拥有吴玥的幸运。

今天，在世界范围内，可供移植的人体器官的数量非常有限。即使可以接受移植手术，患者也并不能拥有100%的治愈率。

对于这一难题的解决，已经成为医学家现在以及未来努力的目标。

生物瓣膜——再生医学在手术中的应用

在心脏中，为了保证血液朝着正确的方向流动，生长着一种防止血液回流的单向阀门，我们称之为瓣膜。这道阀门一旦受损将无法修复，并且可能带来呼吸困难，严重时甚至会因心脏供血不足导致猝死。

中国医学科学院阜外医院的心脏外科医生胡盛寿实施了一台心脏主动脉瓣置换手术。通过手术，胡盛寿将病变的主动脉瓣切下并取出，然后将大小、颜色与其相差无几的替代品等距缝合 12 针，再准确地放回原来的位置，帮助患者的心脏恢复正常。

因为患者的年龄比较大，胡盛寿为其置换的是一个生物瓣膜。生物瓣膜的优点是，换完之后，血液相容性较好，患者无须终生吃抗凝药。目前，60 岁以上的患者通常会在手术中选择置换生物瓣膜。

在今天，中国每年大约有 15 万人面临心脏瓣膜受损的问题，必须接受换瓣手术。而这些用于置换的替代品，除了人工合成，还来源于生物材料。

每天早晨，上千颗猪的心脏被运送到位于上海南郊的一个生物心脏瓣膜制造基地。经过消毒灭菌，猪的心脏被摆上工作台。工人们认

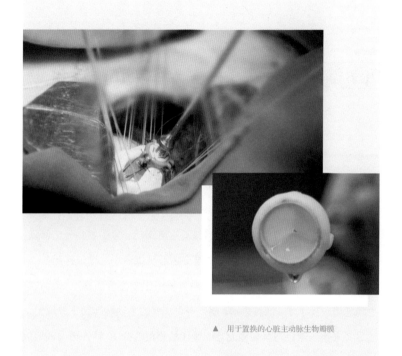

▲ 用于置换的心脏主动脉生物瓣膜

真剔除掉猪心脏瓣膜上多余的组织，而这仅仅是一系列烦琐工序中的第一步。经过30道不同的工序，以及几十项技术指标的严格筛选，工人们才能从猪的心脏中提取出一个生物瓣膜的关键部位。

同为哺乳动物，猪的心脏与人类心脏，无论是大小、结构，还是功能，都非常接近，而且猪与人类的生理活性基因有85%～95%的相似性。所以经过处理的猪心脏瓣膜置换到人体内，通常情况下是可以天然相容的。

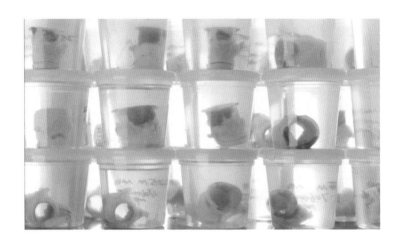

▲ 猪的心脏瓣膜

　　在如今的医疗条件下，生物瓣膜的使用解决了一部分心脏疾病患者的难题，但对于某些患有严重心脏疾病的患者而言，唯有替换整颗心脏，才能拯救其生命。

再生心脏——再生医学在未来的发展

在美国麻省总医院的再生心脏实验室，以心外科医生哈拉尔德·奥特为首的科学家们，在努力尝试一项不可思议的实验。

他们的实验就是研制用于移植手术的完整器官——心脏。因为看到很多患者受困于心脏衰竭，却无法很快找到适配的心脏供体，所以他们试图找到帮助这些患者的更好的办法。

10 年前，奥特团队已经成功复制出一颗实验老鼠的心脏，并使之跳动。现在，他们已经开始复制猪的心脏，并期望在其成功后继续向复制人类的心脏进发。而这一惊人创造的诞生，受益于干细胞与组织工程学这一全新科学领域的研究与突破。

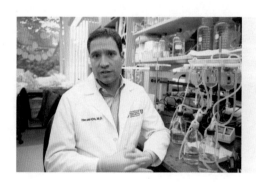

◀ 哈拉尔德·奥特，美国
麻省总医院再生心脏实
验室首席研究员

细胞是我们身体结构的基本组成单位，它们都是从最原始的细胞——受精卵发育分化而来，然后逐渐形成功能和形态各异的各类细胞。短圆柱形的心肌细胞负责让心脏跳动，小树一样的神经细胞负责神经传导，遍布血液中的球状白细胞则负责吞噬细菌、防御疾病，而那些潜藏在体内的还没有进行充分分化的不成熟细胞，就是干细胞。

　　通俗地讲，人从胚胎发育开始，就是从干细胞来的，干细胞是发育成人的一个最原始的细胞。干细胞最大的优点就是可以在体外大规模地扩增，而不损失功能。而且它还可以定向诱导分化，分化成肝脏、肾脏，以及我们所需要的各种组织和器官。

　　利用干细胞的特性，科学家可以将可降解的人工合成材料或天然材料制备成具有特定组织或器官形态的支架，干细胞就在这个支架上成长为有功能的活体器官组织。这种可以复制组织器官的全新技术，被称为组织工程学。

　　包括奥特团队在内，在世界各地的实验室中，科学家已经在这一领域取得了相当大的进展。这意味着在未来，需要进行器官移植的患者不仅不用长期等待供体，还能够免受排异的困扰。

　　可以设想，这样的技术一旦成熟应用，就可以在体外培养没有排异反应的心脏，之后植入到患者的胸腔内，这样的心脏可以无限制地跳动下去。这将是今后心脏移植或者其他器官移植的终极发展方向。

　　未来10年，再生医学与组织工程学的突破将打破移植手术现有的壁垒，彻底改变移植手术的形态，这是一个令人欣喜的巨大成就，但医学的改变将不止于此。

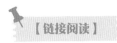

美国明尼苏达大学：研制新型心脏"补丁"

当心脏病发作时，患者因失去流向心脏肌肉的血液，导致心脏某个区域的细胞死亡，形成疤痕组织。借助3D打印技术，研究人员将来自成人的心脏干细胞整合到一个基质上，从而创造出一片能与之同步生长和跳动的心脏组织补丁。将"补丁"放置在发病心脏的疤痕处填补缺失部分，它将成为心脏的一部分并被吸收，无须进一步手术。心脏"补丁"，是组织工程学在临床手术应用中的成功案例。

从X射线到器官数字模型——医学影像学在未来的发展

　　1896 年 1 月 23 日，一位名叫威廉·康拉德·伦琴的物理教授在德国维尔茨堡大学的礼堂，首次公开展示了他用 X 射线拍摄到的照片。这种可以穿透大部分固体的新型射线立即引起了全世界的关注。随着 X 射线照片的公布，关于 X 射线的重大报道传遍了全世界。X 射线很快被引入医学领域，伦琴也随之声名大噪。

　　关于 X 射线在医学中的重要性，德国伦琴博物馆馆长迪博特·哈恩这样说："如果没有 X 射线，人们根本无法想象当代的放射诊疗法。放射诊断几乎在每一个医学科室都会使用到，X 射线毫无疑问是不同手术中至关重要的诊断手段。对医学来讲，X 射线是一项颠覆性、革命性的技术进步。X 射线的应用，让医生对疾病的认识一下子从原始社会进入到现代社会。"

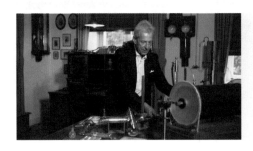

◀ 迪博特·哈恩，德国伦琴博物馆馆长

从 1895 年 X 射线被发现，到 1972 年世界上第一台电子计算机断层扫描仪器的诞生，再到利用外加磁场改变电子自旋方向而产生的磁共振成像……医学影像学的发展，让外科医生对人体内部的认识更加明晰和准确。今天，通过计算机与影像数据的结合，医生甚至可以制作出准确度惊人的器官模型，这可以让医生在手术前为风险较高的复杂病例制订手术方案。

美国明尼苏达大学医院是世界心脏基础科学研究最重要的实验基地之一，许多改变世界的医学奇迹都诞生于此。

心外科医生廖康雄要为一名患有复杂心脏病的男孩定制一个心脏模型。因为这位患者比较特殊，他的心脏长在胸腔的右边而不是左边。用 3D 打印技术进行指导，把患者复杂的先天性心脏病的病变在术前展示出来，可以减少手术的风险，提高手术的精确性。

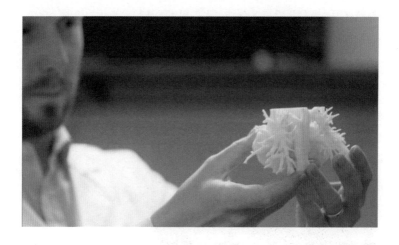

▲ 心脏数字模型

3D打印技术专家迈克将患者的医学影像数据输入电脑后,经过计算机的三维重建,一个真实复原患者心脏的数字模型就做成了。借助这一数字模型,廖康雄可以全面精准地了解这颗心脏的组织结构、病变情况,以及血管分布等重要信息,为他和团队在术前制订精确的手术方案提供了重要依据。

医学影像的发展,不仅改变了术前诊断的方式,更彻底颠覆了手术的面貌。在计算机创造出的虚拟数字化世界里,科学家们在尝试走得更远。

三维动画模型——影像中的虚拟手术

以每小时 50 千米的速度撞向一个障碍物的碰撞测试，是汽车在投入生产前最重要的环节之一。目前，科学家已经抛开实物碰撞，只要准确地输入汽车的各项数据，借助计算机的超级运算能力，就能完成这一测试。

美国医学与生物工程院研究员史蒂夫·莱文所在的科研团队更是做出了令人不可思议的创新，他们将这一技术运用到了神经外科等医学领域。

当患者的脑部影像数据被输入电脑后，会出现令人惊喜的场景。这个虚拟的大脑不但可以在数字世界复原出患者大脑的精确全貌，甚至可以利用机电系统，在通电的情况下模拟出大脑的生理活动。利用这个虚拟的大脑，外科医生在实施手术之前，就可以看到患者的颅内情况。这种三维反馈形式，可以化繁为简，让医生在虚拟的世界中就能了解并决定将在手术中如何进行操作。

先进的医学影像极大地提高了手术的精准度和安全性，而事实上，减小乃至消除患者的手术创伤，正是外科发展一以贯之的追求。

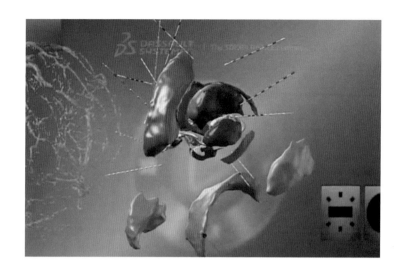

▲　大脑的三维动画模型

　　德国石勒苏益格大学附属医院腹腔镜外科中心主任克拉斯彼得·字勒曼预测道："开放性手术会越来越不重要，因为腹腔镜手术、机器人辅助手术及其发展，都是突破性创新，落后陈旧的东西将会被淘汰。就像汽车导航淘汰了地图一样，不会再有人愿意使用地图。对于外科医生来说，他有了新的选择。这是一场革命。"

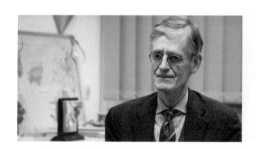

◀　克拉斯彼得·字勒曼，德国石勒苏益格大学附属医院腹腔镜外科中心主任

新型智能吻合器——从微创手术到"无刀"手术

在美国一家医疗器械科研实验室里，工程师正在研发一款新型智能吻合器。这是一种可以在微创手术中一次性完成切割、止血、缝合等多个步骤的手术工具。

美国智能外科手术器械专家伊森·洛伊塞尔向我们展示了这款新型智能吻合器并介绍："很多人或许会认为，这种吻合器类似于装订纸张的装订机。事实上，和装订机很像的是，吻合器里有 60 个独立的小装订针取代了过去的针线缝合，外科医生只需要将吻合器放置在组织上，然后启动它。吻合器可以在一次操作中完成所有的切割与缝合

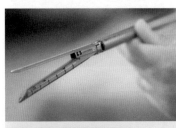

◀ 新型智能吻合器

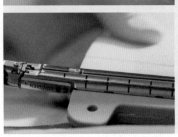
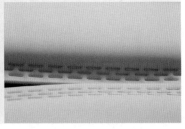

操作。"

今天，随着微创手术的普及，以胸腔镜为代表的内窥镜和手术吻合器已经成为手术室的标配。与普通的手术吻合器不同，对于医生无法亲手触摸的缝合部位，这种全新的吻合器可以智能地探测其薄厚、大小，并通过显示屏进行实时的信息反馈，协助医生进行手术。

伊森·洛伊塞尔补充道："只需要操控按钮，医生就可以在患者体内进行所有的操作。一个动作就可以完成操作，这让手术变得更加流畅。不管医生采用的手术方法是哪一种，不管是开腔手术还是腔镜手术，手术耗时可能都会很长，特别是一些大手术，患者需要在医院里待 5 ～ 20 天以进行术后恢复。所以，智能吻合器最大的优点并不是简单的工具变化，从针线缝合到智能吻合器的进步，带来的最大益处是让那些接受微创手术的患者可以更快地恢复健康，更早地

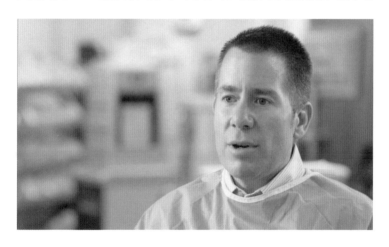

▲　伊森·洛伊塞尔，美国智能外科手术器械专家

出院回家。"

　　医学与外科的形态无时无刻不在发生着巨大的变化。在基因工程、预防医学等各种手段的帮助下，未来彻底消灭手术创伤，甚至都将不再是梦想。

　　美国哈佛大学遗传学教授乔治·丘其谈到了近年来基因技术的发展："我们已经在个人基因方面提供了技术帮助，比如，给想要结婚或已经结婚的人提供遗传病方面的咨询。今天有 5% 的婴儿患有严重的遗传病，而这些完全可以通过基因咨询来避免。另外，在手术和药物干预上，基因咨询也有很大的作用。"

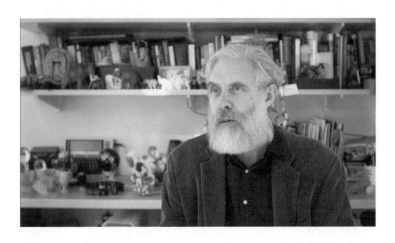

▲　乔治·丘其，美国哈佛大学遗传学教授

　　美国哈佛大学人类进化生物学教授丹尼尔·E. 利伯曼一直致力于研究疾病和人类进化的关系，他说道："如果不了解这些疾病的起源，我们就永远无法预防它们。而世界上最好的疾病是从来没有发生过的疾病，所以这是至关重要的。这是一个很严重的问题，一个全球性的问题，如果我们不清楚如何预防疾病，我们就只能治疗它们。而预防疾病要比治疗疾病更有意义。"

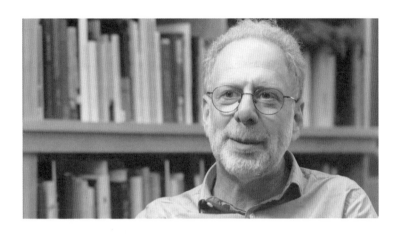

▲　丹尼尔·E.利伯曼，美国哈佛大学人类进化生物学教授

　　今天，医学借助强劲的科技浪潮，发生着全面而深刻的变革。一些前所未有的新兴力量，正在试图突破手术的极限，将医学推向一个令人类无限畅想的世界。

人工智能控制血糖

36 岁的布雷特·格里斯·沃尔德住在洛杉矶，每次吃饭前，他都会在手机中输入食物的信息。他并不是在网上和别人分享美食，而是通过网络获取每餐食物含糖量的信息。

从 9 岁开始，布雷特就被诊断出患有糖尿病。身为糖尿病患者，面临的最大问题就是永远都需要把血糖控制在一个正常的数值范围内，为此他总是需要去测量碳水化合物的摄入量。一般来说，都是用针头和血糖监测仪来完成这些工作的。

现在，在人工智能技术的帮助下，布雷特已经摆脱了传统的血糖检测方式。医生在布雷特的体内植入了一个只有几毫米长的 24 小时监测传感器，它可以每 5 分钟自动测量一次布雷特的血糖水平，并将数据传输到他的手机上。利用海量数据库和人工智能技术的分析功能，布雷特可以更好地对自己的血糖进行管理和控制。

人工智能技术进入医学应用，可以对一切进行简化。它能从患者拍摄的照片里识别出患者选中的食物，来帮助患者获取更多信息，同时也可以获取更多微量营养物的信息，让分析结果变得更加完整。人工智能还可以捕捉到患者正在进行的活动，并上传到云端，让医生也

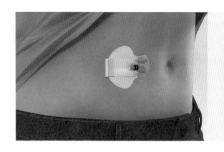

◀ 24小时监测传感器

可以对患者的情况掌握得更加全面。患者可以通过人工智能技术做出更好的决定，而不是像之前那样，让医生来为患者做决定。

人工智能不仅仅是搜集数据并对其进行细致分析，事实上，今天的人工智能已经具备了人类的学习能力，甚至已经可以挑战医生的权威。

人机读片大战

　　在鄂尔多斯举行的首届中国超声医学发展大会的人工智能人机大战的比赛上，36 位资深影像科医生，每三人组成一队，他们要以最快的速度甄别出乳腺超声影像上的阴影是否为恶性肿瘤，而他们的对手是一台人工智能计算机。

　　经过三轮的淘汰赛后，人工智能计算机最终战胜了所有的参赛队，取得胜利。

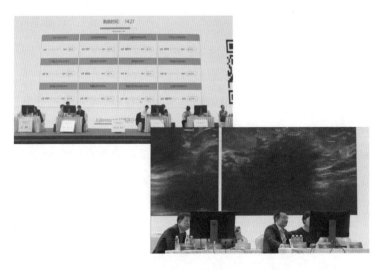

▲　医生与人工智能计算机甄别影像比赛

如今，计算机已经具备了与人类相似的学习能力，并可以辅助甚至代替医生进行诊断，这是人工智能技术带来的全新改变。而这项高新科技的灵感来源，正是人类的大脑。

人类的大脑中拥有 140 亿个神经元细胞，它们相互交织连接，形成复杂的神经网络。通过神经网络，大脑可以提取我们周边事物的特性与规律，并通过神经网络中的信号传递，累积经验，形成记忆并完成学习，帮助我们认识、理解世界。

通过记忆事物的特性来学习与认识，这是隐藏在大脑复杂神经网络系统中的人类学习机制。当人们发现这一秘密后，从生物神经网络衍生而来的人工神经网络与人工智能技术应运而生。

人工智能系统可以模仿人类的思维方式和行为方式，只要一直给电脑供电，电脑就能不断地思考、不断地工作。

人工智能的强大还不止于此，当它与模拟感觉、触觉的技术相结合时，甚至可以超越手术，让有肢体残缺的患者重新获得掌控人类身体的能力。

外骨骼机器人

　　林寒，今年30岁，五年前因高空坠落造成脊髓损伤，原本他的后半生只能依靠轮椅行动，但外骨骼机器人让他有了重新站立的机会。

　　脊髓中的神经，直径仅在微米间，大脑发射的电信号由此通过。目前，通过外科手术的方式，医生仍无法将之进行连接。所以因脊髓受伤导致瘫痪的患者，无法通过外科手术得到治疗和帮助。

　　电子科技大学机器人研究中心主任程洪，带领团队研发出一种外骨骼机器人，将有望帮助像林寒一样因脊髓受伤而导致瘫痪的人，使他们重新获得行走的能力。

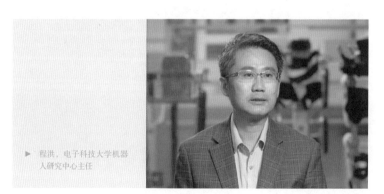

▶ 程洪，电子科技大学机器
人研究中心主任

外骨骼机器人实际上是一个人机混合的智能系统，一方面是运动的协调和协作，另一方面是智能的交互和融合。

在研究人员的帮助下，林寒穿戴好用于接收脑电信号的采集装置。他只需要在大脑中进行迈腿登上楼梯的想象，这些装置就可以对林寒大脑中不同频率的微弱脑电波信号进行采集分析。在人工智能技术的帮助下，外骨骼机器人可以据此辨识出林寒的运动意图，控制各个活动关节，最终帮助他实现登上楼梯的动作。

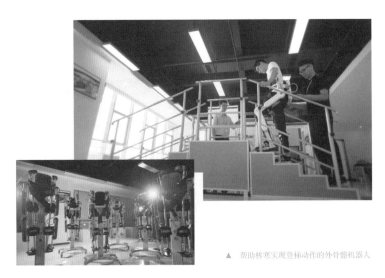

▲　帮助林寒实现登梯动作的外骨骼机器人

目前，虽然程洪教授研发的外骨骼机器人还不能达到电影中"钢铁侠"的神奇程度，但它能让像林寒一样的人再次站立起来，同时给了他们新的希望。

今天，科学家正在研制能够直接与残肢神经连接，依靠大脑神经元电信号驱动的智能假肢，这种假肢甚至已经具备感觉反馈功能，能将它感受到的压力、温度等传递给患者。

在再生医学、人工智能和微创手术的共同帮助下，未来，林寒也许将重新拥有一双与大脑电信号相连接的、属于自己的腿，可以轻松自如地像从前一般站立、行走，甚至奔跑。

科学发展对医学起了很大的作用，现在叫第三次生命科学，也叫融合科学，也就是医生、物理学家和工程学家一起合作创造出的能量。这将是未来医学的发展方向。

——中国工程院院士 郭应禄

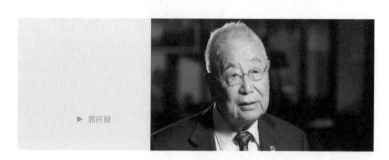

▶ 郭应禄

流动的医院——飞机医院

技术的发展日新月异，但医学的本质却从未发生改变。

一次航空创新与医疗技术的独特融合，汇集了超过数百位全球专家的智慧。经过 6 年的改造，一架小型货运飞机成为一座流动的眼科医院，可以承揽几乎所有类型的眼科手术。

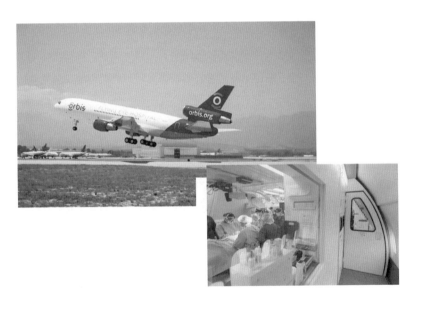

▲　一座流动的眼科医院

作为多次为眼科飞机医院服务的美国斯坦福大学眼科教授道格拉斯·弗德雷，对于在飞机医院操刀手术，他觉得与在普通医院并无二致，他这样说道："工作人员会提前准备好手术需要的各项工具，以及做好各种术前防范准备。在这种万事俱备的情况下，我在飞机医院做手术，如同在医院手术室做手术一样自如。"

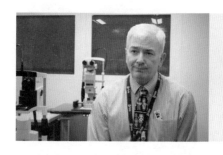

◀ 道格拉斯·弗德雷，美国斯坦福大学眼科教授

而飞机医院在空间上的自由，能惠及更多偏远地区的患者。

弗德雷在飞机医院为一名白内障患者进行了手术，他利用能够发射超声波的仪器，通过1毫米左右的切口，将患者眼中的浑浊晶状体击碎并吸出，然后植入人工晶体。

整个手术过程不到8分钟，轻微的不适之后，患者的眼睛将重见光明。

今天的世界，各个学科的知识正在以前所未有的深度和广度紧密地联系起来，巨变无时无刻不在发生。但不论技术如何变化，外科医生始终是不可替代的存在。

我们可以利用现代的科学技术帮助医生，但一个医生永远都要走到患者的床边做面对面的工作。面对面的时候，医生才会非常郑重地说："我是你的医生，你是我的患者。"这是负责，这是尊重。所以，不能期望将来有一天机器代替人，那是不可能的。

——中国工程院院士 郎景和

医院援建与医疗援助

　　38 岁的雅达住在尼泊尔南部一个偏僻的农村，6 个月前，他被诊断为肠癌。在 B.P. 柯依拉腊纪念肿瘤医院，来自中国的刘鸿章医生为他进行了手术。

　　雅达充满感激地说当地医生都不愿给他做手术，但来自中国的刘医生，对他的态度特别好，他特别感激刘医生。

　　作为尼泊尔境内最大的肿瘤医院，B.P. 柯依拉腊纪念肿瘤医院由中国政府援建而成，是尼泊尔境内第一所综合性癌症诊治中心。如今，已经有 12 批中国医疗队来到尼泊尔，提供高质量的医疗服务，并对当地的医生进行培训。

　　在人口仅有 3 000 万的尼泊尔，每年会新增约 5 000 个像雅达一样的贫困癌症患者，而 B.P. 柯依拉腊纪念肿瘤医院正是他们的希望所在。

　　据统计，全球有超过 10 亿人无法享受到现代医学的成果，为了改变这种残酷的现状，许多医生正在身体力行。今天，仅中国就有 1 095 名医务人员在全球 56 个国家的 111 个医疗点为当地民众提供医疗服务。

　　只要一个人接受了作为医生的训练，那么不管在世界的任何地方，他都能发挥极大的作用，这是医生独一无二的天职与荣耀。

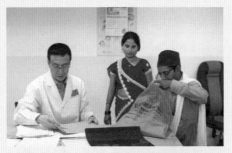

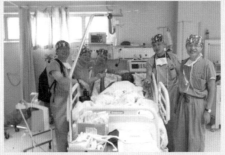

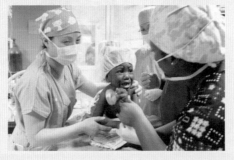

▲　身体力行的中国医疗工作者

现在还不好说有哪一种医学手段能够延长患者的寿命，但是让一个患者有尊严、有质量地生活，是每一个医生的初心。

——中国科学院院士 葛均波

作为医生，治病救人，为健康服务，这是最重要的。医生是有技术，但这还远远不够，必须要用所学的技术去治病救人，做好人，做贡献。为人类的健康做贡献，这才是真正的好医生。

——中国科学院院士 吴孟超

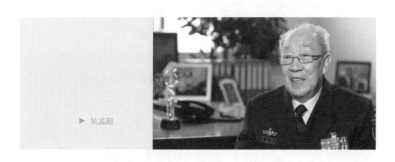

▶ 吴孟超

【链接阅读】

中国"组团式"医疗援藏

2015年6月，中央组织部、国家卫生健康委员会在以前援藏的基础上，启动了医疗人才"组团式"援藏工作。7个省市成批次组团选派医疗骨干、专家，最大程度地支援西藏。

中国医科大学附属第四医院普外科医生姜洪磊，在西藏那曲地区人民医院工作了一年半。那曲地区平均海拔4 500米，属于高海拔地区。姜洪磊主要为当地百姓的肝包虫病进行手术治疗。因为那曲地区含氧量低，医生在手术时，会比在平原地区多耗费一倍的体力。肝脏手术通常会比其他部位手术更容易出血，而那曲地区的血库储存量很难应付意外大出血，在剥离包虫块时，需要更加谨慎小心，避免大出血。任何一个小的出血口，都要及时止血，手术要做到精细准确，时间也相应延长。

　　姜洪磊和其他援藏医生一样，因为缺氧，这一年半的援藏工作会在他身上留下后遗症，比如，心脏代偿性增大，因长期吸氧导致鼻黏膜损伤……但在他看来，偏远地区的患者不用长途奔波就能接受手术并恢复健康，西藏自治区医院的同事可以更快地接触到新的治疗方法和治疗理念，从而为当地人服务，这些成就让他从不后悔。

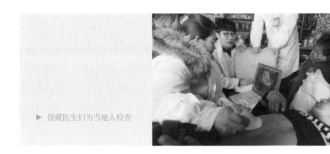

▶ 援藏医生们为当地人检查

新生的希望

　　凌晨5点，一声婴儿的啼哭打破了中山大学附属第一医院产房的宁静，也给这个家庭的每一位成员带来了新生的喜悦。

　　从出生的那一刻起，我们同疾病、死亡抗争的一生就拉开了序幕。人们曾尝试以各种有效或无效的手段延迟死亡的到来，而医学无疑是其中最为有效的一种。

　　尽管疾病、痛苦、死亡，都只是人类健康状况的一部分，但医学和手术在科学的指引下，给了生命更多可选择的机会。生活在现代的人，会期望医生，尤其是外科医生提供所有疾病最佳、最有效的治疗。

　　自人类诞生之日起，关于生命奥秘的探索就从未停止过，而外科学也在人类永无止境的探索自身和世界的过程中不断地向前发展。

　　从把患者绑在手术台上敲晕或者灌醉到精准麻醉，从痛苦难忍的烙铁止血法到可以精准操作的手术机器人，从盲人摸象般的开腹探查到纤毫毕现的医学影像和显微镜，200年来，作为医学之花的外科学次第开放，柳叶刀向着身体内部长驱直入，创造出了一个个生命的奇迹。

人类的医药技术，尤其以手术为代表的医药技术，在最近的200年有了一个质的飞跃和本质上的改变，这些改变表现在很多方面。正因为这些巨大的改变，我们地球上的人口不但没有减少，反而增长了。

——中国工程院院士 戴尅戎

我们可以延长生命，可以治疗一些疾病，甚至可以治愈一些疾病。但是有一点很重要，我们对事物的认识就像一个深渊黑洞，我们手拿提灯，照亮了一段又一段路，最后可能只是认识一个局部，还有很多东西我们不认识。但我们是求索者，医学也一样。

——中国工程院院士 郎景和

医学的理想是彻底征服疾病。虽然我们离这一目标依然遥远，甚至永远都难以达到，但在科学与理性的引导下，怀抱着对生命的巨大热忱，今天的我们已经站在了正确的道路上，并且将继续奋斗。

我们期待更加美好的未来。

SURGERIE

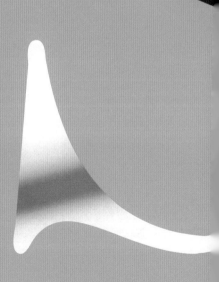

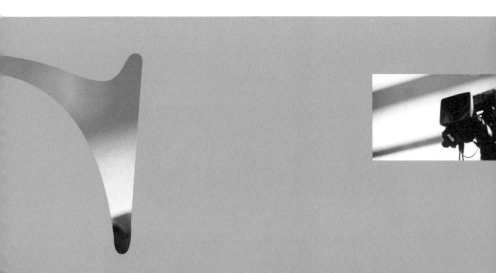

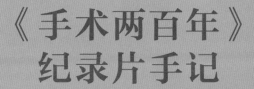

《手术两百年》
纪录片手记

200 Years of Surgery

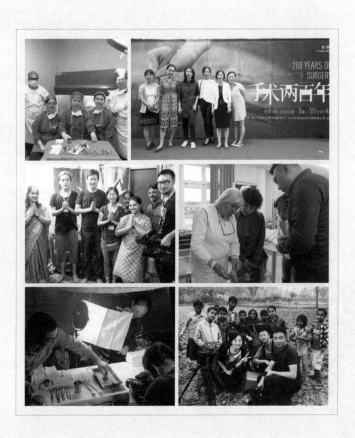

从《理性之光》到《打开心脏》

柯敏 导演

在八集纪录片《手术两百年》中，我承担第一集《理性之光》和第五集《打开心脏》的分集导演工作。《手术两百年》是一个医学（外科）和历史的跨学科选题，体量大，没有直接对应的学术支持。我们拜访的所有专家、学者听到这个选题，都会先夸一下选题好，接着就说难度大。尤其头尾两集，第一集立精神气质，最后一集显格局调性。当一切都是感觉和概念的时候，制作过程很像在科学和历史的大海中颠簸起伏，寻找传说中的仙山。

《理性之光》——在"真意"与"忘言"之间苦苦挣扎

用了半年多的后期制作，终于在 2018 年 11 月初，《理性之光》到了配音环节。我按计划去音棚提前听一下做好的音乐，等着配音老师配完解说，就会有一个完整的台审版本，工作也算告一个小段落了。

然而总导演在听音乐的时候，气氛变得越来越凝重。我虽然还没完全弄明白出了什么问题，但也觉得音乐似乎在配合着画面走，好像对，又好像不对。不过，那时我还在想，可能音乐还得再调整一下。等到总导演全部听完，她长叹一口气："唉，果然结构上有问题，还是很难混过去的！"音乐老师也非常理解地回答："要不你们再调整一下？已经做到这个程度了，能改还是再改一下。"

于是，我们马上通知刚下飞机还堵在路上的配音老师，让他先回去休息。接着，我们开始了又一轮捋片子的工作。也许有人质疑，为什么到了配音阶段，还会有结构问题的调整？因为这一集牵涉的历史跨度大，涉及的医学内容包括多个层面，电视文本不可能面面俱到。但我们必须尽最大努力，争取做到结构上的严谨。在这个过程中，我们经过了不下 10 种排列组合，直到配音前，也没找到一个最佳组合，只是希望音乐的结构能够搭配上片子的结构，帮助凸显主题。但是片子有结构，音乐也有结构，只有两个结构相得益彰，才能在视听上形成合力。片子的结构还是主体，当音乐救不了片子时，还是得老老实实地倒回去再排列组合。

做片子不像分析成片，有足够清醒又轻松的判断，做片子的过程有时依据规律和经验，有时可能只是依据感觉。只要是在创作过程中，就永远会焦虑。面对具体问题，常常有种远水解不了近渴的无奈。

从一开始，我们都知道《理性之光》非常不好做，要以观点统领主题，又不能用情景再现来表达历史，得有听得懂的逻辑和好看的画面才行。

第一次做成了思维导图的形式，结构是以解剖学的发展为核心。这没有错，可是这样就会变成医学专业史，对非专业人士来说没有吸引力。第二次换成问题逻辑：病是什么？古人怎样治病？为什么外科会出现在西方？但是对《理性之光》的主题来说，似乎有点儿小而远。第三次又回到历史情境中，解析"理性之光"是怎样一步步出现，医学是怎样走上科学发展的道路。按照这个逻辑，将拍摄完成的大约 80% 的片子开始剪辑。第一版剪辑出来后，我们听着大段大段的论述，看得非常沮丧。

这可能就是以现实拍摄展现历史类型纪录片的一个难题——要找到宏大主题与现实故事的平衡点和匹配度。第一版剪辑完成后，确定了要加入大量的现实内容破节奏，同时，在一遍又一遍的论证中，明确了理性之光是什么——以实验、实证为方法的现代医学的确立。解剖学是其中最重要的一环，之后由解剖学发展而来的生理学和病理学，则进一步奠定了现代医学的治疗理念，这才有了后来的手术。这也是第一集统领后面几集内容的意义——一个手术前史。

虽然捋清了结构思路，但真要下笔表达时，我们才发现跨学科之间的巨大鸿沟。此中有真意，欲辨已忘言，我们总觉得故事和场景之后，还是缺少一点儿更加精练而点睛的话语。

电视是遗憾的艺术。希望看完《理性之光》的你们，能略带神秘地告诉朋友们："你知道吗？维萨里出版《人体的构造》和哥白尼发表《天体运行论》是在同一年。那一年，人类同时迈出了探索宇宙和探索人体最为关键的一步，人类才会面对今天这样一个世界……"

在"真意"和"忘言"的苦苦挣扎中，唯有这些有趣的新知闪闪发光，吸引着我们寻找、表达、呈现。也许《理性之光》并不完满，但绝对值得一看。

《打开心脏》——幸运者与手术先锋

医学节目的拍摄，接触到的不仅是高超的外科技艺、先进的术式理念，还有在生死之间徘徊的患者。为了讲好手术的故事，患者们愿意出镜配合我们。而面对每一台有风险的手术，导演们从接触患者嘉宾的第一刻起，都怀着复杂又忐忑的心情。

我记得在2018年春节前的一次聚餐上，最后大家要说一句祝福的话。拍摄《生死"器"约》和《众病之王》的分集导演褚金萍举着酒杯说："希望我拍摄过的嘉宾，明年都好好的。"在她一年的拍摄中，见证了很多次死亡，虽然要有职业精神，但是曾经通过话、见过面的嘉宾忽然离去，她还是会有心理挫折。

当时，我默默对比了一下我的嘉宾，真幸运，他们都是在最危急的时刻通过手术改写了命运。而我作为导演，被医学巨大的进步所鼓舞，也很幸运。

1个月大的婴儿，通过极其复杂的大动脉调转术，纠正了先天畸形，长大后能和正常孩子一样。

15 年前，因主动脉夹层而替换人工血管的患者，幸运地遇到了在国内乃至全世界做大血管手术中最有经验的孙立忠医生团队，做了两次主动脉夹层手术。他不但活了下来，而且活得非常有质量。

　　20 岁的香港青年，在遗传性心脏疾病发作，心脏无法修补医治，也没有合适的供体心脏可移植时，最新科技的人工心脏帮助他延续着生命。

　　而与今天的幸运形成鲜明反差的历史事实是：

　　打开心脏做手术，是 20 世纪 60 年代才开始成熟起来的医疗技术，在此之前，大部分心脏疾病患者只能抱病而亡。

　　主动脉夹层发病非常凶险，人工血管替换手术的术式和材料都是近十几年才有了飞跃发展。孙立忠医生提起过，在早期手术中，常会遇到因为主动脉破裂而无法救治的患者，手术室地面上的血粘住了拖鞋无法迈步，连医生都会崩溃。

　　人工心脏研发 60 多年了，即便到现在，也只是技术相对成熟，可以作为心脏移植前的过渡时期使用，并不能完全替代心脏。

　　手术的故事温暖又残酷，一台台救活了无数人的手术，都曾经是人们无能为力的瞬间。每一个幸运的患者背后，都是一群手术先锋惊天异想的笃志躬行。

　　在《打开心脏》中，最让人感慨的幸运儿是我们远涉重洋找到的美国早期心脏手术的亲历者肖恩。

1954 年，10 岁的肖恩被确诊患有心脏疾病，必须通过手术才能活下去。可那一年，正是打开心脏手术刚刚起步的阶段，保障心脏手术最重要的医疗设备——体外循环机，因为当时的技术不成熟，导致很多心脏手术患者死在手术台上。一边是心脏病患者必须做手术的病情，一边是无法实施手术的设备。一名叫李拉海的心脏外科医生站了出来，用人体交叉循环的方式——简单来说，就是用活的人体作为体外循环机——来做心脏手术。而肖恩正是经历了这样一场手术活下来的幸运儿，并且他比别人更特殊的是，因为血型特殊，他的父母都不能做交叉循环的供体，给他做供体的是一名和他有着相同血型的陌生人。

如果肖恩不是生活在美国，不是生活在当时心脏手术实践最早的明尼苏达州，不是碰到李拉海医生刚好想出这个手术方法，不是刚好有一个和他同血型的陌生人愿意施以援手，如果其中任何一个节点出了差错，我们今天都看不到他和家人其乐融融，抱着吉他、吃着比萨、儿孙绕膝的美好画面。

每一台手术都是一场冒险，以命相搏，换取生机。在手术的历史中，患者和医生一样值得铭记。从《理性之光》到《打开心脏》，医学走上科学的道路并不长，甚至很偶然。身为今天的人类，我们已经非常幸运。每个人都有可能成为患者，了解这段历史，至少会让我们做一个懂道理的患者。

293

个中艰辛，
且行且珍惜

刘稳 导演

与其他几位导演相比，我应该算是进剧组最晚的。2016 年 9 月，我才开始全身心地投入《手术两百年》的创作中。进组时，剧本分集与各集大纲脚本已成形，我也因此错过了创作前期非常重要的选题策划工作。

第一次剧本大纲讨论会上，面对第二集《手术基石》近两万字的文学剧本，我傻眼了。专业的手术术语、抽象的医学常识，再加上与我相差200～500岁的遥远国度的历史人物，简直如看天书一般。在万字天书中搜索，我总算找到了"失血""疼痛""感染"这几个陌生而又熟悉的关键词，聊以慰藉。不过我刚刚平复的失落之情，很快又起波澜。其他几位导演姐姐的侃侃而谈、医学术语的信手拈来，再次让我沮丧到极点。殊不知，她们在我之前早已付出努力，做足准备，看过众多医学专著，梳理过外科医学历史，甚至还曾写过剧本。显然，我已落下很多功课，为此只能加班加点。

历经三年，《手术两百年》完美收官，回头来看，无论是对团队，还是对我自己来说，《手术两百年》确实是一部非常值得总结的片子。

第二集《手术基石》主要讲述的是200多年前，医生们如何探索和解决阻碍外科手术安全进行的三大障碍——失血、疼痛和感染。

"在质疑声中，医学先驱以非凡的勇气、大胆尝试的智慧、必胜的决心，将外科学从黑暗带进了光明。"这是片子最后总结医学先驱不朽功绩的话，我觉得用在《手术两百年》的创作过程中也非常适宜。

对于创作这样的大片，我的经验是零。一开始的心态就是怕，怕自己能力不足会把事情搞砸，所以在策划会上，我少说多听，消化不同的意见，转变为自己的想法。另外，此类型的片子在国内是空白，无法借鉴参考，以什么样的方式呈现手术、观众对手术的关注程度如何、如何展现风格、表述形式怎样进行等问题，只能靠团队的自我摸索与试验，做第一个吃螃蟹的人。也正是由于没有任何束缚，反而使我们能放开手脚大胆干，创作空间得以大大提升。机会与挑战并行，且行且珍惜！

而随着创作的深入，拍摄的案例逐渐丰富，之前的那些担忧与不自信也慢慢退去。我就像刚学会游泳的小孩，有了一定的成就感之后不愿满足，来不及顾及前方水有多深，就想展开臂膀往更远处、更深处搏击，无知无畏。

应该说第二集的案例拍摄总体上是非常高效的，这得益于前期的策划与精细准备。在《手术基石》中，涉及的历史段落全部要在国外拍摄，再加上《手术两百年》的影像风格，要求外科历史部分不能使用情景再现，必须用现实手法拍摄，这大大增加了拍摄的难度。有限的时间、匮乏的经费、高标准的要求、现实手法拍摄的要求，种种困难，逼迫着导演既当爹又当妈，制片外联一把抓，目的就是使国外拍摄目标明确化、内容细致化，以收事半功倍之效。通过已拍影片收集观看、国外制片现场踩点拍照、邮件往来反复推敲等方式，最终让导演与摄影在拍摄前将一切了然于胸，尽在掌握中。

国外拍摄如此，国内亦然。我记忆最深刻的是拍摄航空医疗救援演习，可以说是整部纪录片拍摄场面最大、参与人员最多的一次。

因为拍摄的核心事件是用直升机进行医疗救援，没有再来一次的机会，一切可能发生的危险问题都要在拍摄前预想到、规划到。印象中，为了选择理想的航空救援地点，我与北京急救中心、金汇通航等相关负责人一起在北京周围山区实地勘查，从十几个备选地点中筛选出最终的拍摄场地。因此，在真正拍摄时，虽然场面调度复杂、演习细节众多，但顶着高温酷暑工作的所有人员，依然各司其职，完美地完成了拍摄。整个拍摄过程虽然忙碌，但我很平静，因为我知道这些都是在掌控中进行的。

2018 年 1 月初，第二集第一版剪辑完成，我一口气看下来，喜忧参半：令我欣喜的是，片子结构完整、节奏快、信息量大，能感受到 200 多年前的手术是悲惨而滑稽的总体调性；令我忧虑的是，大片气质感缺乏，在历史与现实故事间来回转折，割裂感强，破坏了整体节奏，等等，所以要解决的问题是如何让纪录片精品化。

在接下来的半年多里，我们一直在反复调整，尤其是历史与现实故事的相互过渡与平衡问题成了最大的难点，后期创作上也到了瓶颈期。稿子改了十多次，画面调整了十几遍，但收效甚微，总觉得有不舒服之处。感觉这种东西只可意会不可言传，如果拿这做标准，那可能会深陷其中，最后没感觉了。

这就好比食材都挺精美，如果做不出好菜，就不是好厨子。船到江心难回头，只能硬着头皮往前冲。最后的效果如何，烦请各位去片中感受，而我无愧于己。

虽然我主要制作第二集《手术基石》，但是拍摄内容几乎涉及整部纪录片，有场景化片段、医患故事，有演习、实验，更有惊心动魄的手术。我感受到了与手术相关的各方（医者、发明者、生产者、患者）所历经的生存与死亡、理智与情感、坚强与脆弱，当然还有医学科技的进步与力量。

在医生群体中，鲜为人知的是麻醉医生。在未接触之前，我对他们的认识也仅停留在"打一针"这一点上。

患者进手术室接受手术，只要自己不害怕，眼一闭再一睁，手术就结束了。第二天患者精神好了，和家属有说有笑："手术医生真好，开刀一点儿都不痛，切口多整齐，也没有什么其他难受的感觉。"他们并不知道术中可能出现过通气障碍、失血性休克、循环波动、电解质紊乱、血糖波动、尿量减少等等，各种会危及生命的情况都已经被麻醉团队妥妥搞定了。

麻醉医生是一份烦琐、紧张、忙碌、揪心、疲惫、和死神抗争的伟大职业，虽然压力山大，但他们时刻守护着患者生命，这是他们最大的幸福。

我采访过的一位麻醉医生曾说："患者手术不疼，他不会记得你；疼了，他可能会记你一辈子。我希望我这一辈子，没有患者记得我。"

最后，感谢参与《手术两百年》拍摄的所有人、机构、医院等，以及在背后默默支持的各位导演的亲朋们，由衷致敬！

我们是记录者，
也是亲历者

沈华 导演

三年时间，可以发生很多事情，也可以改变很多事情。

刚刚参加工作时，常常听到一个词，叫作"韧性"，回想起来，那时可能还不能领会其中的深意。2015 年前后，我有幸参与大片的制作，担任《手术两百年》第三、第四集的分集导演，也是这三年的时间，让我懂得纪录片人需要"韧性"。

用"洪荒之力"这个词，一方面为了醒目，另一方面也是为了纪念这部摄制了三年、用尽洪荒之力的片子。

最后一次在录音棚看合片，是一种母亲看到孩子终于长大了的感觉。这个养了三年的"孩子"，在众人的栽培下，兼具相貌、气质和才华，着实不易。

三年前，当《手术两百年》专家会在北京正式启动的时候，其实我们都知道前方的路还很迷离。现实和历史、国内和国外、科学与人文、故事与观点，如何在内容和视觉表达上找到突破和平衡，这是项目之初，始终伴随着创作过程的难题。

《攻入颅腔》是系列片最先出稿的一集，结构的设置、内容的起承转合、段落的勾连都堪称优秀，所以，大家从一开始都对这集持很乐观的态度。但是事实证明，一切美好的事物都是曲折地接近目标的，一切笔直都是骗人的。

前几天，整理电脑文件夹，看到很多文件名为"跳楼版""不再修改版""最最最最终版"等字眼的文件，可能这里面有一种叫作"韧性"的东西。

那是一段考验意志的时间，好几次，眼看就到了截稿的日子，剪辑师要求文稿推翻重来，那种绝望等同于"爸爸和老公都落水了，先救谁"。

文稿中所有的可能性都试过了，剪辑剪不过去，怎么破？我记得那段时间，彼此都觉得很委屈。

两种"语言"带来了难以调和的冲撞：当文字在现实和历史中游刃有余地穿梭时，视觉场景并不能随意跳脱；当科学与人文相遇时，视觉节奏并不能急转直下。以前在短片中遇到的这些问题，在长篇中被放大，那段时间，容易患一种叫作"选择综合征"的病。

于是，此后的一段时间，我们开始一遍遍地找、一遍遍地试，增删结构和意图、取舍内容和容量、调整情绪和节奏，有时是几个词、几句话来回雕琢打磨，试图找到现实和历史、国内和国外、科学与人文互相之间的结合点。对于长篇来说，这个过程，谁做谁知道。

我一直奉行"因上努力，果上随缘"的做事方式，就像做算术题，当我们把所有可能性都试了一遍时，事情总会出现转机。

在总导演和同事们的共同努力下，第四集成片了，对比最早的文稿，虽然缺少了巧妙的铺陈和结构，但是，呈现出来的是另外一种惊喜。

相比第四集，第三集的制作可能更多在于内容的整合，这集没有像其他各集都有相对独立、系统的主题，它更加像前后两集的起承转合。我们试图描述的一个观点是，医学在完成理性认知和基础技术后，再向前发展的话，那绝对是在多个领域协同发展中实现的。

第三集的制作过程，有点儿像考古工作者修复出土的古代陶器，我们抓取的素材永远不会是事实的全部，而像散落的陶罐的碎片，我们要做的是试图通过这些鲜活的片段和细节来讲述一个能够自圆其说的故事。

其实，完成任何片子，本身都是一个百转千回、一波三折的过程，如何把纷繁的线索，按照某种逻辑取舍组织起来，都是一个花费心血的事情。其间虽然根据片子难易的不同，花费的心血也不同，但这个过程对我而言是一定会经历的，也是有收获的。

两集片子下来，可以说用了洪荒之力，但依然没有阵亡，我也常常想是什么让我们坚持下来，哪来的所谓的"韧性"？

前几天，看到一位同事的手记抢了我的台词，她说工作过程中最真切的快乐在于发现了令人期待而向往的拍摄目的地，在于在50多摄氏度的艰苦旅程中拍到了令人激动的画面……

三年时间，的确有太多快乐和惊喜来源于此，最古老的人类脑库、最新鲜的人类大脑、医学历史上最重要的人物、医学重要事件的现场，太多的经历让我更加喜欢并感谢这部片子。

从正式开拍到今天，我们是记录者，也是亲历者。

三年时光，我们把这部作品献给这些年相遇过的所有人，献给我们的青春。

医生是上帝派来的天使

导演 石岚

我终于盼到了这一刻——播出在即！

深呼吸，一来如释重负，二来平复心情，三来与伙伴们做好准备迎接业内外对这部作品的观后反馈。

大制作、大情怀

从事纪录片创作 10 余年，这的确是我所经历过的制作周期跨度最长的一部片子。都说爱情是影视作品中永恒的主题，而"生死"则更是你我所不能承受之重，这样的选题也许注定了它诞生得不轻易！不容易！同时也可以预想到它必将引人注意！而对于它的反复打磨、推敲、斟酌、判断，正是我们对外科医学的敬仰，对这部科学纪录片的尊重，所以在准确度和科普性上不遗余力。全球 12 个国家和地区的实地拍摄，50 多位国际顶级专家和 15 位中国两院院士的采访，国内外的重要医院、医学院、医学博物馆在片中精彩纷呈，百余位人物的故事扣人心弦——这样看来，三年时间集中创作的确是在情理之中。

"术生"的由来

10 多年前，当我刚开始接触纪录片时，就听前辈们戏谑：创作一部纪录片比生一个孩子还艰难，一个孩子从孕育到出生，怀胎十月便得结果，然而一部纪录片的创作时长通常都会超过这个周期。我之前只是跟着附和，但这一次是真真切切的亲身感受。随着身体里小生命的萌发，我并没有搁置对这部纪录片的创作，因为不得不承认它对我的吸引力之大，而我对它也的确是投入了真感情。回想当时，我带着我的"小跟班"，穿梭在北京各大医院的宣传处、手术室、医生办公室，还有院士家里，介绍我们这部纪录片。常常在我气喘吁吁地讲完一大段之后，他们总是很友善地让我喝口水，歇一歇，然后给出中肯的宝贵意见，继而谈论历史，展望未来。我回想起那些走访专家、医院踩点的日子，虽然会有身体上的疲惫，但内心却汹涌澎湃，甚至暗自庆幸这是我为"小跟班"安排的最好的胎教课程。而伙伴们都不约而同地为我的"小跟班"送上昵称"术生"，意思是伴随着"手术"的创作而生。

可爱的你

在与外科医生如此近距离的接触过程中，我对这个职业有了客观、深入的认识。他们的确是上帝派来的天使，他们会全力以赴地用现阶段最先进的医疗技术救助患者，无数生命在他们的精湛技艺和关怀鼓励下得到重生，无数个挣扎在家破人亡边缘的家庭得以团圆。医生的技术和言语，对于深陷疾病中的人们有着不同寻常的意义，他们手中冰冷的器械拥有点亮生命和希望的神奇力量。但是他们又

307

的确不是上帝，他们无法保证万无一失，也决定不了患者的生死去留。他们有无奈，有遗憾，甚至也有内疚。

英国的神经外科医生亨利·马什在自传《医生的抉择》中多次提到："每个外科医生心中都有一块墓地。"医学的进步和发展，不仅有医生的贡献，同样也少不了患者的牺牲。他们都是最可爱的人。写到这里，我不禁想起美国明尼苏达州那位 23 岁的小伙子胡安。他在家里的孩子当中排行老大，按理来说，作为大哥哥，在家庭里他是弟弟妹妹追随的榜样和崇拜的对象，理应有着无比快乐和骄傲的童年。然而令人遗憾的是，他从降临到这个世界，就开始面对命运的不公——先天性心脏长在右边，同时伴随心内畸形。当他还是婴儿的时候，就经历了两次大创伤的开胸手术，后来又不得不陆续接受了两次心脏手术，最后医生宣告无能为力，告诉他除了换一颗健康的心脏外，已别无选择，而这样的心脏移植手术对他而言也是困难重重，生死一线。当然，故事的结局是美好的，他有幸生活在医学昌明的今天，遇到了一位国际顶尖的心胸外科医生，所以他抓住了这根最后的救命稻草，当即接受了一次达·芬奇机器人微创手术。当我们提出要拍摄他的故事时，他的回答让我十分感动，他说非常愿意把他的故事告诉更多的人，这样就可以让跟他有同样经历的人获得希望。他也希望以后把器官捐献给医学院，让医学生、医生能够好好地了解、认识像他这样的特异身体结构，为治疗其他类似的患者提供帮助。整个拍摄过程，这位命运多舛但又足够幸运的小伙子始终面带微笑，淡定乐观。

我很幸运，我有一位朋友

创作这样一部纪录片，我们面对别人的生死、别人的离别、别人的抉择，常常会情不自已，难以自拔。我们也是幸运的，欣赏高尚的医者，目睹精进的技艺，这是生活在今天的人们的幸运。

纪录片里，展现着关于勇气，关于智慧，关于信仰，关于生命；而在纪录片之外，我感触最深的莫过于朋友的帮助。我记得在创作的过程中，大家常常笑谈"石岚有一位朋友"。的确，在此过程中我得到了太多朋友及朋友的朋友的帮助，才让国内外的整个拍摄联系沟通过程变得不那么艰难。

制作任何一部大型涉外纪录片都很不容易，需要太多人的帮助，只有不忘记每一份帮助，才能收获和积累宝贵的人脉资源，为下一部纪录片做准备。这是我从事纪录片创作10多年来从未改变且愈加深刻的切身感受。

纪录片对我而言，不仅可以深入了解一个领域，开阔眼界，更重要的是可以用最直接的方法和渠道接触顶级的专家，有机会触碰和领略这一领域知识的精髓，这才是人生最宝贵的财富。

309

谢谢你们，允许我参与你们的生命

导演 褚金萍

历时三年，《手术两百年》终于要播出了。这三年间，我作为负责第六集《生死"器"约》和第七集《众病之王》前期工作的导演，粗略算下来，我见证过的"生"和"死"竟然将近10次。这个过程，初听很可怕，细想却珍贵无比。

见证"生"与"死"

还记得我第一次观摩捐献手术是在山东济南，从凌晨4点开始，我跟器官协调员一起，陪着一位阿姨与她即将捐献器官的老伴做最后的告别。我看着她一遍遍细致地抚摸老伴的身体，用最温柔的声音对老伴说"放心，家里一切都好"，仔细阅读《器官捐献的同意书》并签字，一次又一次地跟儿子强调着葬礼的琐碎事宜……整个过程，没有大哭，没有情绪崩溃，平静得超出我的想象，后来我才领悟到，这叫痛极无声。

早上6点，捐献手术即将开始。手术室里，每一位参与手术的医护人员都停下手上的准备工作，向捐献者致敬默哀……我不知道这算不算一位"患者"能够在手术室里得到的最高礼遇，即便是躺在那里的捐献者跟等在外面的家属，也许都毫不知情。

就在这一刻，被家属沉痛情绪感染的我，一下子涌上一种酸酸的、暖暖的感觉，我想，应该让捐献者家属和所有人都知道这一幕。

捐献手术比想象中快很多。后来我才知道，一场必须争分夺秒的生命接力才刚刚开始。

捐献手术后，按照之前的约定，我前往无锡市人民医院拜访肺移植专家陈静瑜。我到达时是晚上8点，正赶上他要进行一场肺移植手术。

我永远记得第一次看到肺脏鼓起时的那种震撼。在无影灯下，仿佛带着光晕的肺脏从萎缩到开始逐渐膨胀，继而有力地一呼一吸，然后逐渐由白变为鲜红。那一刻，我忘掉了一整天的奔波和疲劳，忘掉了陪伴捐献者家属告别亲人的那个黑暗又冰冷的黎明，甚至忘掉了眼前其实是有点儿重口味的胸腔大开的画面，只觉得这一呼一吸之间如此简单的循环往复，是这个世界上最美丽的节奏。

如今想来，正是那一天我所看到的画面，最终成为《生死"器"约》的开场，还有什么能比它更能呈现移植的魅力，由"死"而"生"呢？

你越了解这个过程，就会越为之感动。创作中，包括我在内的节目主创都陆陆续续地进行了器官捐献志愿登记。没有任何人鼓动或宣教，我们只是自发地想去做。

"难搞"的医生

自那天之后，我开始了跟医生频繁地接触。但是坦白地说，刚开始我觉得跟这些精英打交道要比别人"费力"得多。

白天，他们回复信息的速度很慢，经常隔好久才会回一个，如果等不及打电话过去，很大概率是不接。实在没办法，我提前问医生，您什么时候有空沟通，得到的最经典的回答是，早上8点之前和晚上9点之后。于是，为了配合医生们的时间，有段时间我仿佛是一个时差党。

后来了解得多了才知道，医生并不是在刻意地"刁难"我，而是真的很忙。他们白天有数不清的患者、手术和门诊，这些远比接受我的采访和提问重要得多。而跟其他医生相比，移植医生更是铁人，因为谁也无法准确地预计什么时候会有器官捐献，于是，移植医生无论何时都要随时待命。而事实上，我所亲身经历的捐献手术大部分都在晚上进行，手术结束时已是凌晨，而他们依然要早上8点准时上班。

我印象最深刻的是我们在无锡市人民医院拍到的"小彩蛋"，那应该是2017年的大年初六，又一台奋战到凌晨的移植手术刚刚结束。其他人在进行收尾工作，主刀医生陈静瑜一个人先走出手术室。

基于同为男性的便利条件，我们的摄影师跟随他进入更衣室。通过镜头，我看到陈医生脱下手术服，露出了胳膊上贴的一块大大的膏药，还有微微佝偻的背。那一刻，我才知道，这位让我又敬又怕的世界第二大肺移植中心的领头人，一年做百余台肺移植手术的权威专家，也会疲惫。

很遗憾这段我非常喜欢的"小彩蛋"最终因为时长没能出现在片子里，但是我想说，这才是我眼中一位外科医生的全貌。

"爱哭鬼"的领悟

细数三年的创作时光，我们不断地在历史和现实中来回穿梭，在"生"与"死"间游走，这期间，我哭过无数次。

原本要去拍摄的癌症嘉宾，在我准备出发前突然去世，开会汇报这个情况时，我刚开始还好好的，结果说着说着就忍不住哭起来，吓坏了在座的一众小伙伴。后来我终于遇见了接受舒缓医疗的洛红阿姨，她是那样美好与迷人，见第一面就会忍不住喜欢她。在跟拍中，我记录下了她如愿以偿地出院，与一家人一起过中秋节的画面。我们约定，等她可以下楼散步时再来拍摄，然而，三个月后再次得到她的消息，是参加她遗体告别会的通知。那天，我哭了一整个下午……2018年春天，正在剪辑机房里的我，从朋友圈里看到曾经拍摄的肝移植小宝宝出于感染等原因，不得不接受第二次肝移植，那时的我已经见过了"大风大浪"，于是故作淡定地想跟同在机房的总导演说说这个消息，结果我一张嘴，眼泪就掉了下来。后来，又是在朋友圈里，跟我同龄的肺移植接受者吴玥破天荒地发了一篇满满"负能量"的文章，她精心呵护的肺脏开始出现排异。这回我终于不哭了，只是从那以后就一直忐忑着，直到看到她第二次移植成功的消息。

在无数次眼泪里，我开始反复回想第一次专家研讨会上，专家们就告诉我的"向死而生"。即便医学已经达到了前所未有的高度，还是会有很多我们无法征服的困难，无奈总会出现，而如何面对才是我们真正该学习的。

正如我们的纪录片，不是一味地呈现让人痛哭流涕的故事，我们想要克制、理性地呈现我们今天所享受的一切，是如何一步步实现的。其中的每一个进步，都有医生、科学家、患者等许多人在背后承担风险和付出努力。

早期移植的尝试者塔利亚科齐因为帮患者修复鼻子，在死后被教廷弃尸荒野；主刀世界第一例成功的肾移植手术的莫瑞医生，为进行手术赌上了自己的职业生涯；世界第一例心脏移植手术接受者术后仅仅存活了 18 天……

今天，我们同样在书写着未来，也许我们可以试着站在更高的角度看待疾病、医学和生命。

最后，我要感谢所有给予我帮助的医生和患者，用一句很琼瑶的话说："谢谢你们，允许我走进你们的生命，参与你们的喜怒哀乐。已经离开的人，我会永远铭记在心。健在的人，我衷心地祝愿你们身体健康。"

绝望与希望间的沉浮

陈东 ^{导演}

　　压力大的时候，我会做一种梦，梦中我身在各种高处下不来，有时是在很高很陡峭的岩石上，有时是走在那种悬挂在楼体外的楼梯上，还有时是电梯极速下落。我分析，这可能和我上小学时从山上滚下来过有关。可有半年多里，我做梦的内容是我得了癌症。那是从我做这部片子开始的，我做的是第七集《众病之王》——癌症。

我爷爷就是因为得了癌症去世的。他走的时候，我还很小，他的容貌我已经不记得了，可是还依稀记得家里人给他抓蛤蟆，大概是哪里听来的偏方吧。蛤蟆怎么用？给他吃了吗？还是用作他途了？我也不记得了。现在，坐在这里写这篇导演手记，我才意识到，在爷爷去世的前一年，也就是 1978 年，科学家才知晓癌症发生的真正原因。这距离古埃及医生印和阗在他所著的医学典籍里对乳腺癌做的最早记载，已经过去了 4 000 年。

4 000 年前，印和阗对乳腺癌的治疗方法，只写了简短的一句话——"没有治疗方法"。今天，乳腺癌患者的术后 5 年生存率，大约可以达到 83.2%。而这种进步，其实都是在近 200 年间取得的。

在制作这部片子之前，我并没有真正了解过癌到底是什么，只是知道恶性的肿瘤就是癌。

那么癌到底是什么？癌就是我们身体内一部分变得异常聪明、顽强、狡猾、邪恶的细胞。

癌就是细胞的无限增殖。正常的细胞，分裂 60 次左右就凋亡了。可是癌细胞，可以由一个变成两个，两个变成无数个；它不仅在一个地方发展，还会游走到全身；它的组织会长越大，能在周围搞出血管，用以疯狂地攫取营养，满足癌细胞的增殖需要，最后导致宿主死亡。

疯狂的不死的细胞，这是 1951 年的发现。

1978 年，美国科学家毕晓普和瓦尔默发现了癌细胞获得永生能力的秘密——原癌基因的变异（这个解释起来有点儿复杂，去看片子吧）。简单地说，就是我们的基因会随着细胞的分裂被复制上亿次，每次分裂复制都有出错的可能，那就是变异。而其中有 200 多种基因（原癌基因）一旦在复制过程中发生了变异，那就有了患癌的可能。

晒太阳多了有可能变异、被核辐射了有可能变异、吃了发霉的花生有可能变异、老喝热汤有可能变异、被病毒感染了有可能变异……你还抽烟喝酒？很不幸，那就具有高度变异的可能。只要细胞还在分裂，人就有罹患癌症的可能。

因为基因的变异和组合不一样，所以每个人的癌症都是独一无二的，医生只能根据其共性进行治疗，可是它的特异性又会让每个人的治疗效果都不一样。

当然，不是所有原癌基因的变异都会发展成癌症，因为我们自身的免疫系统有杀死癌细胞的能力。可能有一些癌细胞还没等组织成队伍，就被消灭了。可是，总是有一些癌细胞狡猾到会把自己伪装成正常的细胞来逃避免疫系统的攻击。当医生对它用药时，它还会继续变异让药物无效。

这就是自己要杀死自己，千方百计。在生物演化学界有一种观点，人类的这种自杀行为，可能就是种族繁衍的需要，让完成了繁衍行为的人类死亡，把生存的空间和资源留给下一代。

所有的多细胞生物体都有患癌的可能，从老鼠到恐龙。发现了原癌基因的毕晓普先生说："人类在患癌方面和别的动物没有任何区别，唯一的不同是，我们可以治疗癌症。"

从 4 000 年前的没有治疗方法，到 100 多年前医生拿起手术刀切除癌变的组织，再到今天科学家对基因进行编辑对抗癌症，癌症治疗已经有手术治疗、放疗、化疗、靶向治疗、激素治疗、免疫疗法等众多手段。癌症的术后 5 年生存率已经达到 36%，部分患者甚至可以带癌长期生存。

虽然这只是很小的胜利，但让我们有了展望未来的可能。而我和我的同事们在经历了无数次推翻重来的修改中，终于将这部片子呈现在观众面前，让大家看到这种进步，这也应该算是一个小小的胜利吧。

通过拍摄这部片子，我认识了癌症，看到了患者、医生、科学家在对抗和研究这种疾病的过程中所付出的努力，并一起感受了他们在绝望与希望之间的沉浮。由此我学会了接受与面对（也许只是我以为），不再做有关癌症的噩梦。这是我最大的收获。

谢谢接受过我们拍摄的医护人员和患者，谢谢给予我们建议的专家，谢谢所有践行的科学工作者，是你们给了我勇气。谢谢大家！

有遗憾，也有希望

陈瑶 ^{总撰稿}

连续一个星期，我都准时搬着小板凳，坐等《手术两百年》播出，看到自己笔下的文字化作影像出现在方寸屏幕之上，还是有些小激动的。

你问我为什么这么不专业？因为我是剧组中唯一一个没有看过《手术两百年》成片的内部人员啊——（当然要看也能看，就是自己懒）。

纪录片的撰稿和影视剧的编剧都是写故事的人，影视剧讲虚构故事，纪录片讲真实故事，起承转合同样不能少。

这集讲什么？故事从哪里开头？转折在哪里？高潮怎么铺垫？和下一个故事怎么连接？设计这些是我的工作（写完这一段，觉得自己还是蛮重要的）。

在看完医学科普大咖李清晨李公子数万字的文学底稿和另外十来本书，拜访了十多位顶尖医生和科学家，断断续续写了大约一年半后，我的工作结束，具体拍摄由各位分集导演和后期导演接手完成。虽然都叫"总"，但我比总导演陈子隽的命好，在我吃喝玩乐带孩子的时候，她还在机房中继续鏖战了近两年。

我记得，我们刚组队打怪时，组里一位女导演新婚不久，等到播出，人家二胎都生完了。

纪录片这个行业除了穷点儿以外，没啥缺点——圈子小，人单纯，还可以打着工作的旗号，拜访四海神仙，满足你的好奇心和求知欲，另外，也有很多机会进入到别人的世界中，听到掏心窝子的肺腑之言。

我至今仍记得，在看梁浩（第四集《攻入颅腔》）、晚秋阿姨（第四集《攻入颅腔》）和协和医院老年病房宁晓红医生（第七集《众病之王》）的采访时，自己在电脑屏幕前因为感动和难过哭成狗的样子。

如同人生总有缺憾一样，《手术两百年》并不完美。比如，第一集中对于现代医学为什么出现在西方的追问，很多重要医生的人物性格刻画、病例的来龙去脉等，由于时间不够、画面节奏不对或者没有足够素材等原因，最终只能从成片中舍弃，希望大家理解。

另外，我的内心怀有一个小小的希望，希望《手术两百年》能够在少年观众的心中埋下一粒种子，让他们对医学或科学多一点儿兴趣，少年强则国强嘛。

最后，感谢你们的陪伴和喜欢，我会在 b 站弹幕和豆瓣、微博的评论区笑眯眯地盯着大家的。

音乐创作随想

陈颖 作曲

最近受到《手术两百年》制片方的邀请，让我"随意写点儿什么"放进即将出版的书中。

说实话，听到这个消息后的第一反应是有些意外。因为距离第一次跟陈子隽导演见面详谈并开始着手创作，已经过去了整整一年半的时间，整个创作过程中的很多细节已经记得不是那么清晰了，怕写不明白。答应下来后，仔细想想，更觉任务沉重。我猜大多数在一线工作的作曲者应该都差不多，会觉得面对五线谱要比面对稿纸轻松得多。

既然答应了，那我就真的"随意写点儿什么"，想到哪儿写到哪儿吧。

借用最近在网上流传颇广的某位上海医生接受记者采访时的回答："你们不要老问我治疗方案，即使我说了你们也不懂。因为我们读的书不同，掌握的知识不同，我说的每一个汉字你们都认识，但就是不能理解我到底说了什么。你们应该利用自己拥有的知识和技能，在自己擅长的领域去做有用的事。"细细品来，好像还真是那么回事。

就像我无法跟没有学过作曲相关理论知识的人讨论"应该如何作曲"一样，医生们自然也很难跟没有学过医的人描述他们都在干什么。

而陈子隽导演领衔的纪录片编导、拍摄、制作团队却迎难而上，要通过纪录片，带领观众跨越理解的鸿沟，用普通观众听得懂的语言、看得懂的画面，深入浅出地梳理两百年的手术发展历程，带领普通观众领略现代医学的成长。

记得陈导最早交到我手里的一集样片是《打开心脏》，那个时候还没有进入真正的音乐创作阶段。当时我需要做的，是从成品版权音乐库（俗称罐头音乐）中，挑选出一套我觉得恰当的曲子当作配乐，并按照我对片子内容的理解，对样片进行音乐编辑（俗称贴音乐）。

现在回想起来，这应该是陈导给我安排的考试——此处请自行脑补陈导嘴角上扬的邪魅一笑。毕竟是第一次合作嘛，我能理解。考察内容应该是我的音乐审美、内容理解、情绪把控等，将来在音乐创作过程中能为纪录片服务的能力。很幸运的是，我通过了考验，陈导对我的样片音乐编辑工作总体上表示了谨慎的认可。

回到我第一次正式观看《打开心脏》样片的时候，因为画面没有经过调色处理，更没有经过后来的仔细筛选和遮挡，很多直观的血腥镜头突然出现在屏幕上，真的可以用"毫无征兆""扑面而来""无处可躲"来形容。对于制作人员来说，不仅要看，而且还要反复地仔细看。反正据其他负责音效制作的同事说，他们做完这集样片之后好几天都不太想吃肉。当然这是题外话。

在我克服了初期的观影生理不适，逐步习惯画面尺度之后，我渐渐开始理解陈导的逻辑和方式。

语言上，不能有过多的专业性词汇和知识性论述，否则会因为信息量过大，使观众无法跟上影片的节奏，继而觉得晦涩难懂或无聊；也不能言之无物，只说教和抒情，这样又无法达成导演给普通观众梳理、科普手术和医学发展史的初衷。因此，导演选择用一个个真实的故事，配合直观甚至刺激的画面，先将观众瞬间吸引住，再点出故事中所运用到的医学知识和学科概况，进而用通俗易懂的语言一步步梳理该门学科的起步、关键发展节点、关键人物及现今的应用情况，最后加上一些总结式的评价与展望，并在整个过程中辅以适当的抒情。

不得不说，这是一个行之有效的、高明的方式，我第一次观看样片就被深深地吸引住了，当时就认定这个纪录片和导演肯定不简单。而做完上述归纳总结，我惊奇地发现，我其实也已经拿到了导演通过样片留给我的音乐创作提纲。

纪录片的配乐，或者说所有影视类作品的配乐，都属于应用型音乐作品。这类型的音乐作品创作的出发点都是为最终的观影感受服务的，力求让影片"生动"，让观众"身临其境"地获得"代入感"。这就需要音乐能高度配合影片的内容和画面。

结合《手术两百年》这部片子来说，音乐创作如何配合影片内容和画面进而发挥其应有的作用呢？简单来说，就是要完成"造氛围""宏观概述""带情绪""讲故事""树立形象""升华拔高"这些需求，而这些需求将通过不同的音乐来实现。

例如，导演明确地跟我表达过："我们每一集开篇的序，都是从一台手术开始的。"也就是前面提到过的"真实的故事"和"直观甚至刺激的画面"。这时只要简单设想一下被紧急推进手术室的患者、忙碌而有序工作的医生、在门外焦虑等待的患者家属等画面，很容易就能得出结论：我们需要一首紧迫、压抑、结果未知的音乐，也就是"造氛围"的音乐，让观众被"代入"到情节中。

接着，导演会通过这台手术点出知识点和学科概况，明确单集的主线，我们可以通过一首大气、有深度的"宏观概述"音乐，来凸显学科的重要性和医务人员的使命感。

当影片内容开始梳理学科起步时，根据导演叙事和表达情感的方式、手法，则会分别用到"讲故事""带情绪"的音乐。

而"树立形象"的音乐，作为影片配乐的主题，需要涵盖的范围会大一些。这里所说的"形象"，除了在"关键发展节点"出现的"关键人物"外，还要体现学科的发展形象，以及医学对于人类的意义的形象，甚至是影片自身给观众的形象，等等。主题音乐对于一套配乐甚至整部影视作品来说，是要起到至关重要的作用的。从某种意义上说，如果配乐是一部影视作品的"衣服"，那么主题音乐就是这件"衣服"上最显眼的组成部分，往往能在很大程度上决定穿这件"衣服"的影视作品的"气质"。

每个段落结尾对当前发展阶段的总结部分，每个分集结尾对整个学科的评价和展望段落，就是"升华拔高"音乐的发挥空间了。

总的来说，一部影视作品的配乐成功与否，实际上是对作曲者提出的两大"灵魂拷问"：音乐好听吗？用在影片中合适吗？

音乐本身是非常主观的艺术。同一首音乐，不同的人听，有可能会有不同的理解，产生不同的心境，做出不同的评价；甚至同一个人在不同的时间听同一首音乐，结果可能也会不一样。因此，"好听"似乎是一个很虚的描述，有点儿无从界定。但其实，从概率上来说，只有当作曲者本身的音乐审美能高于大众平均音乐审美的时候，才有

327

机会写出让大部人认为"好听"的音乐。这是摆在所有作曲者面前的难题，也是硬性要求。在这个基础上，配合作曲者的技巧、经验等其他素质，才能完成"好听"又"合适"的配乐。这些就是最开始提到的无法讨论的"应该如何作曲"的问题了，就不再展开赘述了。

最后，我想将我为纪录片《手术两百年》创作的七首音乐的标题串成一段话，来表达我对所有在这个与生命相关的科学领域里拼搏奋斗的医学工作者们的敬意：

《生死》无常，无数生命在漫长医学史中《流逝》。但你们敢于挑战人类生老病死的《宿命》，由你们主导的《与死神的竞赛》从未停止。《白衣军团》将永不停歇地站立在《前人的肩膀》上壮大下去，《柳叶刀之舞》也将继续一次次地闪亮登场，为人类更美好的明天奋斗！

一场值得的冒险

周祖怡

自从《手术两百年》播出后，身边的同事都开玩笑地叫我"周导"，他们都知道两年多来，我除了日常工作外，还有一份"兼职"：为这部中国电视史上第一部医学人文历史纪录片做一部分"剧务"的工作。

2016年秋天，在北二环的一个四合院里，我第一次听总导演陈子隽和制片人池建新描述剧本创意，我的反应里夹杂着兴奋与害怕。一方面，用中国人的视角还原现代医学历史本身就是创造历史，万分期待这部作品问世；另一方面，我禁不住问自己真打算加入这样一个野心勃勃的项目吗？听上去简直是一场不知终点在何处的冒险。

作为一个与外科手术产品休戚相关的全球医疗器械公司，我供职的美敦力向剧组开放了在中国和海外的部分实验室和工厂，以展示现代手术科技的精髓，并帮助联络海内外一些有影响力的医生接受采访。这不是一份轻松的承诺。商业规则和艺术创作的碰撞、文化观念的交错、时间表的紧迫、职业电视人和普通人对叙事角度及重点的不同理解……我的工作就是扮演一个调度者的角色，在不确定性中推动多方合力前进，同时保持平衡。

在这场旅程里，明尼阿波利斯是个特别的坐标。20世纪40年代到60年代，心脏外科的一连串突破在这个美国中西部科技重镇实现，打破了"心脏是手术禁区"的断言。美敦力的行政总部也坐落于此，1958年，创始人厄尔·巴肯先生和本地明尼苏达大学医学院的沃特·李拉海医生一起开发出了世界上第一台现代意义的心脏起搏器。一年后，离明尼苏达大学医学院数十千米远的梅奥诊所诞生了世界上第一台人工心肺机。自那以后，外科医生终于可以从容地进行一台心脏手术，而患者活着醒来也不再只是因为幸运。有意思的是，在明尼阿波利斯，《手术两百年》的导演们最终决定把更多的篇幅留给历史上的另一段故事。

　　1954 年，当人工心肺机的创意还在黑暗中屡败屡战之际，为了给明尼苏达的先天性心脏病患者做手术，李拉海医生尝试了一项让人匪夷所思的技术——活体交叉循环术。每台手术准备两张床，在术中把患者的血液引入隔壁床健康人的心脏并由之处理后，再输回患者的身体，这样患者的心脏将可以保持一定时长的停跳状态，为手术争得足够的时间。公众和医界同行对这种手术进行了猛烈抨击，所有人都担心李拉海将创造出手术史上前所未有的 200% 死亡率——志愿者和患者同时死亡。最终，活体交叉循环手术进行了 45 台，其中 28 名患者幸存了下来，没有一例志愿者死亡。我们找到了幸存的患儿之一——已经 73 岁的迈克·肖恩。

　　和其他活体交叉循环手术受益者不同，由于血型稀有，当年为肖恩提供术中体外循环的并不是他的父母，而是一位素不相识的志愿者，这位名叫霍华德的男子后来也和他成为一辈子的朋友。在明尼阿波利斯郊区的房子里，我和导演跟肖恩足足聊了三天的人生。他是个职业音乐家，有四个孩子和一大群孙辈，尽管对医学一窍不通，但他的存在本身就是现代医学史的见证。活体交叉循环术因其风险引起了当时医学界乃至大众的巨大争议，差点儿让李拉海身败名裂，但这种异想天开的术式证明了在手术中用其他设备代替心脏工作的思路是可行的，一度濒临绝境的心脏外科研究得以继续。

参与拍摄两年多的时间里，我有幸跟随剧组的镜头重新体验了不少"肖恩—李拉海"式的历史时刻。现代医学史上的大部分突破都有着惊人相似的底色——执念、勇气、不计毁誉，掺杂着温暖的人性善意。有一些冒险者青史留名，有一些则功败垂成，更多的可能未达初衷，却照亮来路，柳暗花明。

　　在某种程度上，《手术两百年》本身也是这样一场冒险，作为一个有幸参与的"局外人"，我已经忘了最初期待和害怕的感受，留下来的只有两个字：值得。

在有限的生命里，
做自己喜欢的事

摄影
王澍

作为《手术两百年》的主摄影，我参与拍摄的内容包括美国和欧洲的医学发展，以及一些先进的重要手术和技术成果。最初听到这个选题的时候，恰好我大学毕业来单位实习，没想到，不久之后的第一次外拍就有我的参与。

2015年9月，《手术两百年》在广州拍摄钟世镇院士。当时项目组还没有正式成立，因为正好有机会和钟院士联系上，考虑到钟院士年事已高，就决定抢拍一组镜头。当时我在各方面还不成熟，现在回想起那时的心理，都觉得有点儿好笑。初次与钟院士见面时，他带我们参观血管标本。人体的各部分器官被拆解并注入不同颜色的药液，看上去特别像艺术品，但把血管做成标本，看着真挺吓人的。想到钟院士的手解剖过那么多大体，我也不敢和他握手。接下来是拍摄解剖课，这是我第一次经历解剖课，看到同学们把泡着福尔马林的大体从柜子里摇出台面，视觉和味觉上的冲击真的太震撼了……从当时的无知到如今经历整个项目有了一定的成长后，由衷地谢谢那些无私的捐献者，也要谢谢有开拓精神的医生，是他们共同的努力让人类的医学发展到现在的高度。如果以后还有机会再见到钟院士，希望可以好好和他握一次手，表达我的感谢与敬意。

后来，我们去英国和意大利拍摄关于人类最早探索人体的场景，也了解到解剖学最黑暗的时期。为了还原历史感的画面，我们在夜间来到爱丁堡的墓地拍摄偷尸体的相关内容，还拍摄了伯克的骸骨，当时我真的很害怕。等到亲眼看到维萨里《人体的构造》的真迹，那种震撼令我肃然起敬。医学从业者为了了解人类而付出的巨大代价与努力值得被永远铭记。

参与这部片子拍摄的摄影师很多，最终能呈现出相似的整体风格，和这个片子本身的结构有很大的关系，其实我更愿意把《手术两百年》看成一部科学类的纪录片，在手术史的时间长线贯穿下，添加每个重要时刻的人物故事和科技研发成果。这部片子的摄影风格也是在客观真实和组织搬演之间来回穿梭。拿组织搬演来说，其实欧洲和美国还是有很大区别的，每次出国前，总导演都会嘱咐导演和我，确认拍摄的片段和故事所存在的环境。在欧洲大部分的拍摄内容，从医学史的角度看，都是医学刚起步的最黑暗、最无知的阶段。我在选择拍摄城市氛围镜头和场景镜头时，都会选择乌云或者黄昏或者光比很大的框架构图来压住画面，呈现一种厚重感，或者用乌鸦鸣叫等表现凄凉。

我在欧洲最喜欢的一个片段是凯文·佩蒂教授讲解帕多瓦大学解剖剧院。从人物出场到现场讲解一气呵成。一方面是教授的表现力很好，另一方面是我们提前在解剖剧院踩点拍摄了空境，为教授的走位设计好了路线。人物出场时采用很强的光比来刻画教授。在三条可选的走廊中最终选择了光比最强的那条走廊，是为了表现这个场地厚重的历史感和教授的重要性。用一个大全景的框架构图表现这个地方的全貌及人在此处的渺小，再接一个滑轨全景缓缓进入剧场的空境，人物就进入到场景里开始叙述历史。当时拍完这段很兴奋，虽然教授说的我不能全部听懂，但是感觉自己的节奏和教授的表达是同频的。

在美国拍摄的部分是医学历史发展已经进入开创时代，开始有了医生对患者的关怀，所以大环境的空境也比较明媚，明暗反差不大，视觉上比较自然、平和。

　　当然，《手术两百年》中拍摄最多的场景就是手术室，其实手术室千篇一律，而且手术室内除了无影灯可以使用，我们没有办法利用摄影灯做出氛围，只能从拍摄的内容来区分不同的手术。我在展现手术室环境的时候，会在尽量保证镜头运动平稳的情况下大范围地走动环绕。当展现手术难度的时候，我会尽量在手术台周围找到和这台手术相关的信息和仪器，通过镜头角度的选择把他们关联起来，让画面内部信息更加丰富。相对来说手术室的拍摄是最简单的，因为都是拍摄前和医生沟通好，在不打搅他们的前提下我们可以随意发挥。

　　拍摄上最大的挑战就是在国外，很多时候都充满了不确定性，尤其是不懂当地文化、不知道要采取什么方式沟通的时候，甚至完全拍不到预想的内容。不在当地生活上三四年，真的很难达成剧组的目的。说个法国小组的趣闻，当时我们按照原定的时间到了法国军事博物馆，可是因为一份文件没到位，拍摄无法进行。当地外联和地方官员周旋起来，想尽各种办法，最后用两瓶红酒"贿赂"了对方，我们才得以进去拍摄。

　　之后从法国转战意大利，出机场的时候我们发现三脚架不见了，经当地外联和机场沟通才知道，我们的三脚架已经运到非洲，运回意大利要两三天的时间。我们所在的博洛尼亚是意大利的一个小城，没有地方租赁和售卖这种影视专业设备，外联动用了她的关系网从同学那里租来一个相机的脚架，就这样生生用了两天。在保持画面固定的同时，我尽量通过画面内部、人物的活动、天光云影的逐格拍摄，让画面尽量丰富。

虽然整体画面相对固定，但我还是尽量让拍摄的画面有所运动，并寻找光影关系让画面尽量丰富。

我和刘稳导演在欧洲的拍摄可以算是目前我所经历的最艰辛的一次拍摄，因为地点都在老城区，路面都是石子路，而且不通汽车，行李箱只能拎着。就这样，在欧洲16天，背着40千克的设备，在各种突发情况的发生再解决中跌跌撞撞地完成了拍摄。

如果单从摄影拍摄上讲，难度其实不大，最难的就是沟通方面的问题。一般节目组都会对国外的拍摄提前进行交流，外联也会发来资料，我们会进行整理并制订可施行的拍摄方案，尽可能设想得细致。然而拍摄就是这样，就算前期计划再细致，到现场还是会有很多问题出现，这个时候大家就只好见招拆招、各显神通了。记得有一次在英国拍摄老手术室，本来约定付费拍摄2小时，可下午按计划到达现场后发现，可拍摄的内容用2小时根本不够，当地的外联就开动脑筋和那位手术室负责人做了充分的沟通，最后负责人给了我们 6 小时的拍摄时间。当我们拍摄完走出老手术室时，街道上都已经没什么车了。外联不仅为组里省下了高昂的场地费，还给我们留出充裕的拍摄时间。这种小插曲在国外真的很多，现在想想如果没有那些优秀的外联小伙伴，很多拍摄的最终呈现都将会大打折扣。

　　在整个拍摄、制作过程中，不论导演还是我都会有心力交瘁、下一秒就想甩手不干的时候。但是想想这个选题制作过程中碰到的那么多可爱、可敬的嘉宾，他们对生活、生命的投入和热爱，我们唯有咬牙坚持，一定要把他们带到观众的面前和心里。

　　印象最深刻的有两位嘉宾，一位是迈克·肖恩，一位是接受舒缓治疗的洛红阿姨。这是两位命运完全不同的人：一位是得到治愈，家庭幸福、子孙满堂；另一位只能平静地看开一切，等待命运的终结。在拍摄肖恩的时候，我能明显地感受到他对生活的满足和无憾，如果不是李拉海大胆的交叉循环手术，就不可能有肖恩一家这么欢乐的聚会，照片上的人肯定都不会出现。而洛红阿姨，我虽然只拍摄了一天，但她那颗善良的心和不舍得离开家人的那份爱，令我十分动容，眼眶总是湿的。我总和别人说，我在拍摄《手术两百年》时印象最深刻的镜头之一，就是洛红阿姨从医院回到家里，坐在落地窗前，夕阳洒满她的全身，她的家人在收拾刚从医院拿回来的东西，而她一个人静静地环顾着这个家。我当时的机位在她家门外，我就这么静静拍了2分钟，也没动机位景别，但是差点儿哭出声来。可能这个镜头显得太悲凉，最后在成片里没有用到，总导演选了我跳近拍摄的一个镜头，依旧是阳光洒在洛红阿姨身上，勾勒出一副安静祥和的面貌，给人一点儿温暖和希望的感觉。短短一天的拍摄里，我就能对一个人产生这样的情感，其实是感受到了在生死疾病面前人类的渺小。在有限的生命里一定要做自己喜欢的事，爱该爱和值得爱的人。

最后一个故事拍摄是在成都，拍摄林寒"试穿"外骨骼机器人。巧合的是，我就是在成都上的大学，选择在成都结束让我特别有亲切感。拍摄的嘉宾林寒因为意外摔伤导致脊髓受损，丧失双下肢行动能力。初见到他时我想到了我的高中同桌，我同桌因为小儿麻痹丧失了行走能力，我在想这套骨骼机器人能不能也给他穿上。经过几天的拍摄，我们了解到虽然现在研发的机器人还没有达到人类自然行走的程度，但已经可以让人脱离拐杖站起来。当然，我国目前在医疗器械等很多方面还没有达到欧美国家的发展水平，但是我们并没有放弃研发，并且我们在国外拍摄最前沿的医疗机构的时候，也都能看到中国人的参与，真的很为他们骄傲。衷心希望患者都能借助科技的力量延缓生命，提高生活质量。

339

近两百年来，外科的进步超乎想象，可我们依旧不能根治所有疾病，所幸医学从业者依旧在不停地探索，如同无数的先驱那样。我相信医学的未来更加光明，人类也能因为医学的强大而减少更多的痛苦。

动画制作中的
『喋血』事件

孙刚 ^{动画制作}

感谢制片人池建新和总导演陈子隽的信任，我和我的团队（37vision）有幸参与了片头、片尾及片中内容部分的视效（2D/3D）制作工作。

这个项目比我们以往制作的其他项目相对更难一些，主要是医学类片子的内容专业性较强，既要考虑视觉传播上的大众审美，又要兼顾专业的严谨。所以，很多原理性的知识需要先了解和弄清楚，才能在视觉上进行更好的演绎。

　　虽然我们每天都在面对自己的身体，但我们并未真正了解它，所以这对于我们团队是一次挑战与考验。团队成员们经过大量学习和多次讨论后，一些基本的医学原理动画终于得以顺利完成。但《手术两百年》中有大量图片、史料的包装，这些资料非常珍贵，具有那个时代特有的氛围，那么如何让它们在片中既有史料价值又能助推叙事、营造氛围？苦思冥想中，团队内还发生了一起"喋血"事件。

　　"李斯特300%死亡率"的动画制作过程，很有意思。

　　李斯特给患者做截肢手术时，因为他切得太快，把助手的两根手指切断了，导致助手失血过多而死；他还把患者的生殖器官切掉了一部分，导致患者术后感染死亡；而观看手术的一位观众，被吓到心脏病发作，最终死亡。于是，有了300%的死亡率。原画只能表现出李斯特在给患者做手术这一过程，而300%死亡率这个点是这一段内容的重点，但通过这张图是很难体会到的，所以我们在创作这段内容的过程中更多的是考虑怎样将这种戏剧冲突放大。

　　我们逐一分析画中内容，在整幅画中有7个人物，主角是医生和患者，其次还有两位主要配角，也就是助手和观众A，剩下的就是吃瓜群众了。怎样通过动画将这个故事讲好？医生挥刀的速度变快？还是另外两人倒地幅度变大？我们尝试了很多动作，效果都不太理想。后来，有一位同事拿水果刀比画动作时，不小心把自己划伤了，我们的灵感在看到血流出来的瞬间也被激发出来。后来，我们通过对患者流血的动画做了喷血、血流成河、滴血、淌血试验，戏剧效果飙升，目前用的这版是标准版，因为最终的视觉效果不能太血腥。

另外一个挑战性较大的，就是片头。顾名思义，就像人的头部一样，既要长得好看还要有思想，既可以是核心要点，也可以是价值主张。

如何取舍大量元素和创意线索，在60秒内完美地呈现出来？最后选定了创意的两条线：一是从《理性之光》出发，为人类带来希望之光；二是人类的探索一直在继续。

多次推翻的创意方案、视觉方向，甚至在接近完结时整个片头内容的重编与视觉方向调整，都几度让我们主创人员崩溃，所有的波折让我们对《手术两百年》有了更深的领悟，终于确定了一版大家都满意的创意方案。

在与总导演及各个分集导演的沟通中，能深刻地感受到他们在用自己全部的热爱对待并不熟悉，甚至是陌生的医学领域。在制作动画的沟通中，各位导演也都最大程度地向我们解释其中的科学原理，最大限度地避免了动画制作上的不确定性问题。

希望大家能满意我们为《手术两百年》制作的部分，动画内容在文章里不能够完全展现，大家可以去看纪录片，内容更精彩。

《手术两百年》主创团队

艺术总监：张 力

制 片 人：张 旭、池建新

总 导 演：陈子隽

总 撰 稿：陈 瑶

文 学 底 本：李清晨

导 演 组：柯 敏、沈 华、石 岚、褚金萍、陈 东、刘 稳

摄 影 组：王 澍、方志军、郑 重、关瑞明

后 期 导 演：庞其钧、王文君

执行制片人：谭晓华

统　　　筹：潘 玥、曾思捷

资 料 组：陈嘉苇、陈旖慧、刘诗锦、李旭阳、陈蕴昕

翻　　　译：曹瀚文、王璐琼、刘 动、曾颖颖、唐晓晓、吴子玉、李天盟、李若菲、
　　　　　　苏彤欣、李思雨

制　　　片：衡 炜、赵 娜、孙 亮

国 际 制 片：周祖怡、李 琳、程 炜、黄千蕙、孟 雯、比罗尔、黄剑锋、乔佩弦、
　　　　　　李潇楠、周家琛、郑斯蓉、曹佳辉、金 雪、陈铭榕、戴晓莲、金大中、
　　　　　　陈修齐、池家栋、储寅啸、赵显达、张馨予

宣 传 推 广：范博研、孙 泽

解　　　说：姜广涛

作　　　曲：陈 颖

演　　　奏：中国爱乐乐团

调　　　色：张 杰、曹 渭

合　　　成：石雅琴、许 航、黄晶晶、刘 册